Diabetes Typ 2

Claudia Praxmayer · Dr. med. Josef Öller
Sven-David Müller

Diabetes Typ 2

Die richtige Aufklärung dank Checklisten
Wirksame Hilfe und Vorbeugung

Weltbild

Inhalt

Vorwort

Diabetes ist nicht heilbar, aber sehr gut behandelbar. Zwar wird kein Diabetiker seine Krankheit ohne die Begleitung seines Arztes behandeln können, aber jeder Diabetiker muss so viel wie nur irgendwie möglich über seine Erkrankung wissen. Er sollte in der Lage sein, seine Krankheit weitgehend selbst zu managen, mit dem Hausarzt im Hintergrund. Die Lebensqualität des Diabetikers wächst mit seiner Selbstständigkeit, seine Ängste schrumpfen mit dem Wissen.

Dieses Wissen um die Ursachen und um die Zusammenhänge einer »Volks«-Krankheit sowie die Kenntnisse, wie man dem Diabetes seine Schrecken und seine Komplikationen nehmen kann, vermittelt in herausragender und sehr fundierter Weise dieses Buch – ein Ratgeber, der für die Betroffenen, d.h. für die Patienten geschrieben ist. Anders als die Fülle von Ratgebern und Broschüren ist dieses Buch aus einem Guss. Man kann es durchlesen, also studieren, oder man kann es hernehmen, um die gerade anstehenden Fragen punktuell zu beantworten.

Dieses Buch hilft im wahrsten Sinn des Wortes weiter, es ist eine Informationsquelle für jeden Diabetiker, der seine Erkrankung »in den Griff kriegen« und sich seinem Schicksal nicht willenlos ausliefern, sondern es aktiv steuern und beeinflussen will. Man kann es nur jedem Diabetiker empfehlen, um ihm die Möglichkeit aufzuzeigen, wie er sein Leben mit Diabetes lebenswert gestalten kann.

München, im Winter 2005
Dr. med. Josef Öller, Internist

Wer ist besonders gefährdet, an einem Typ-2-Diabetes zu erkranken?

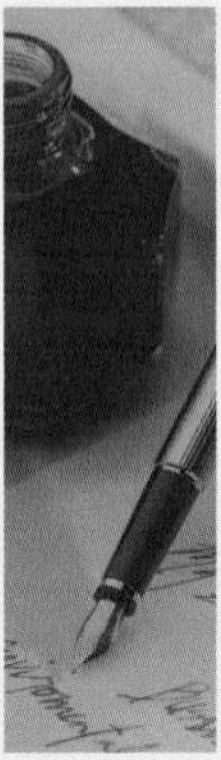

Besonders aufmerksam sollten Sie sein, wenn

❑ im engen Verwandtenkreis (Eltern, Geschwister) ein Typ-2-Diabetes bekannt ist

❑ bei früheren Untersuchungen bereits einmal ein »gestörter« Nüchternblutzucker (110 – 126 mg/dl = 6 – 7 mmol/l) festgestellt wurde

❑ Sie übergewichtig (ab einem BMI (Body Mass Index) von 25) sind

❑ Sie über 70 Jahre alt sind, denn mit zunehmendem Alter steigt auch das Diabetesrisiko

❑ Sie an einem Bluthochdruck (ab Werten von 140/90) leiden und erhöhte Blutfettwerte (z. B. Triglyceride höher als 250 mg/dl = 2,8 mmol/l) haben

❑ Ihr HDL-Cholesterin (»gutes Cholesterin«) niedrig ist (weniger als 35mg/dl = 0,9 mmol/l)

❑ in der Vorgeschichte ein vorübergehender »Schwangerschaftsdiabetes« bestand.

❑ Sie zu den besonders gefährdeten ethnischen Gruppen zählen (z. B. bestimmte asiatische und afrikanische Bevölkerungsgruppen).

Volkskrankheit Diabetes

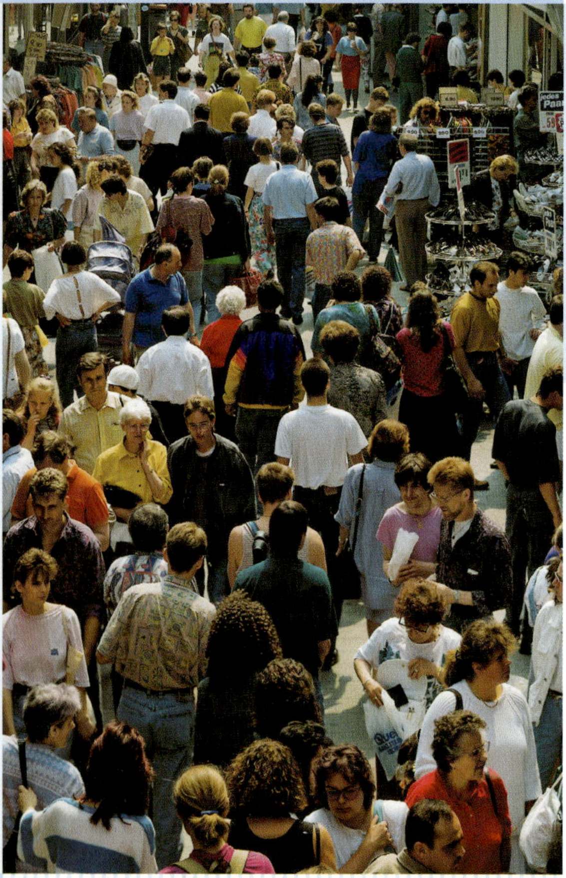

Die Krankheit mit den zwei Gesichtern

Diabetes mellitus ist die Krankheit der großen Zahlen. Etwa 150 Millionen Menschen leiden weltweit an dieser chronischen Stoffwechselerkrankung. Experten prognostizieren, dass sich diese Zahl bis zum Jahr 2025 sogar verdoppeln wird. In Deutschland liegt die Quote der Betroffenen noch etwas höher als im globalen Durchschnitt: Ungefähr sechs Millionen Bundesbürger (sieben Prozent) leben mit der Diagnose Diabetes, wobei die Deutsche Diabetes-Union davon ausgeht, dass die Dunkelziffer wesentlich höher liegt.

Was bedeutet Diabetes?

Diabetes war bereits im Altertum bekannt und erhielt in dieser Zeit auch seinen Namen. »Honigsüßer Durchfluss« heißt Diabetes mellitus nämlich wörtlich übersetzt. Die blumige Bezeichnung lässt sich auf die ursprüngliche Diagnosemethode zurückführen: Wollte ein Arzt feststellen, ob sein Patient an der Zuckerkrankheit litt, musste er dessen Urin »verkosten«. Der Urin von (unbehandelten) Diabetikern weist einen hohen Zuckergehalt auf – schmeckte also süß. Hinzu kommt das bei hohen Zuckerwerten typische häufige Wasserlassen – der »Durchfluss«.

Wie ernst diese Erkrankung ist, mussten die Menschen bis in die zwanziger Jahre des letzten Jahrhunderts leidvoll erfahren. Für sie bedeutete die Diagnose Diabetes über kurz oder lang das Todesurteil,

denn es gab noch keine Möglichkeit, das fehlende Insulin zu ersetzen oder seine Ausschüttung anzuregen. Der Blutzucker stieg mehr und mehr an, die Menschen fielen ins Koma und starben schließlich. Erst die Entwicklung der ersten Insuline sicherte das Überleben von Diabetikern.
Menschen, die an Diabetes mellitus leiden, weisen bei der Diagnose einen krankhaft erhöhten Blutzuckerwert auf. Damit hören die Gemeinsamkeiten aber auch schon auf. Denn Entstehung und Therapie des Diabetes können sehr stark variieren. Deshalb unterteilt die Medizin diese Stoffwechselerkrankung grob in zwei Hauptgruppen: den Typ-1- und den Typ-2-Diabetes.

Typ-1-Diabetes

Nur ein kleiner Prozentsatz, nämlich fünf Prozent aller Diabetiker, leidet an einem Typ-1-Diabetes. Oder anders gesagt: Über 200 000 Menschen in Deutschland sind von dieser Autoimmunkrankheit betroffen.
Die Patienten erkranken meist schon in jungen Jahren, weshalb der Typ-1-Diabetes früher auch als »juveniler Diabetes« bezeichnet wurde. Beginnt ein Typ-2-Diabetes eher schleichend, setzt der Typ-1 oft sehr plötzlich und dramatisch ein. Nicht selten nimmt eine solche »Diabetikerkarriere« ihren Anfang in einer schweren Bewusstlosigkeit aufgrund exorbitant hoher Blutzuckerwerte, gefolgt von einem Krankenhausaufenthalt und einer entsprechenden Diagnose.
Die Hauptsymptome des Typ-1-Diabetes sind

- stark gesteigertes Durstgefühl und vermehrtes Trinken,
- vermehrtes Wasserlassen,

- auffälliger Gewichtsverlust,
- Müdigkeit und Leistungsminderung,
- schlechter Allgemeinzustand.

Den Grund für den Ausbruch eines Typ-1-Diabetes sehen Experten noch nicht als abschließend geklärt an. Viele Wissenschaftler sind allerdings der Meinung, dass möglicherweise Virusinfekte als Übeltäter in Frage kommen.
Mit einer Immunreaktion, einer Abwehrreaktion, versucht der Körper, solchen Infektionen Paroli zu bieten. Dabei vernichtet das Immunsystem aber nicht nur die Viren, sondern greift irrtümlicherweise auch jene Zellen der Bauchspeicheldrüse an, die das wertvolle Insulin produzieren. Damit ist der unheilvolle Stein ins Rollen gekommen, und über die folgenden Monate, oft sogar über Jahre, schreitet die Zerstörung dieser speziellen Zellen nach und nach unbemerkt fort. Ist schließlich ein Großteil der körpereigenen Insulinproduzenten vernichtet, bricht der Diabetes aus. Das eigentliche Problem ist dabei aber weniger der Virusinfekt, als vielmehr die darauf folgende fehlgesteuerte Immunreaktion. In der Wissenschaft wird ein solcher Prozess, bei dem sich das Immunsystem gegen körpereigene Strukturen richtet, als Autoimmunreaktion bezeichnet.
Sind die Zellen zerstört und ist der Diabetes ausgebrochen, kann der Körper den Zucker im Blut nicht mehr verwerten, da das Insulin fehlt. Der Blutzucker steigt mehr und mehr an. Erst, wenn eine entsprechende Insulinmenge von außen mittels Injektion zugeführt wird, normalisieren sich die Werte wieder.

Insulin – Hansdampf in allen Gassen

Wenn wir essen, führen wir unserem Körper jene Energie zu, die er benötigt, um reibungslos zu funktionieren. Dabei werden Kohlenhydrate, wie sie beispielsweise in Brot oder Nudeln stecken, verdaut und zu Zucker (Glucose), genauer gesagt: Traubenzucker, abgebaut. Zucker ist quasi unser Treibstoff. Denn einmal in den Körperzellen angelangt, wird er dort in Energie verwandelt. Um aber Glucose in die Zellen zu transportieren, ist das Hormon Insulin unbedingt notwendig.

Das für unseren Stoffwechsel so wichtige Insulin wird in speziellen Zellen (Beta-Zellen) der Bauspeicheldrüse gebildet. Erhöht sich der Blutzuckerspiegel, beispielsweise nach dem Essen, ist das für die Beta-Zellen das Signal, Insulin in die Blutbahn abzugeben. Dabei funktioniert das Hormon für den Zucker wie ein Schlüssel. Das Insulin dockt an die Körperzellen an, »schließt« die Wände auf und ermöglicht so den Einstrom von Glucose in das Innere. Gleichzeitig sinkt auch die Menge des Zuckers im Blut, da mehr und mehr davon in die Zellen gelangt. Vereinfacht gesagt: Glucose, die wir aus der Nahrung gewinnen, lässt den Blutzuckerspiegel ansteigen, Insulin senkt ihn wieder. Übrigens: Unser Gehirn benötigt zur Aufnahme von Glucose kein Insulin!

Doch Insulin kann noch viel mehr. So spielt es beispielsweise eine wichtige Rolle, wenn es darum geht, Zucker als Reserve (Glykogen) in den Muskeln und in der Leber zu speichern. 75 Gramm dieser Zuckerspeicherform, auch Stärke genannt, kann die Leber auf Vorrat halten.

Auch am Fettstoffwechsel ist das Hormon beteiligt: Insulin begünstigt die Bildung von Fett und unterdrückt gleichzeitig den Fettabbau.

Typ-1-Diabetiker leiden an einem absoluten Insulinmangel. Ein lebenslanger Ausgleich des Insulinmangels durch Spritzen ist notwendig. Aber mit einer gut abgestimmten Insulintherapie können Diabetiker heutzutage eine gute Blutzuckereinstellung erreichen und damit ein weitgehend normales Leben führen.

Typ-1-Diabetiker müssen regelmäßig ihre Blutzuckerwerte messen sowie die Insulindosis und die Aufnahme von Kohlenhydraten aufeinander abstimmen.

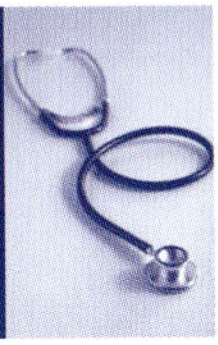

Die Sache mit der Vererbung

Die Medizin verspricht sich viel von der Genetik, der Lehre von der Vererbung. Ist erst einmal entschlüsselt, wie und warum eine Krankheit wie der Typ-1-Diabetes überhaupt entsteht und welche Gene dafür verantwortlich sind, können daraus therapeutisch nutzbare Erkenntnisse abgeleitet werden. Diabetes selbst ist nicht vererbbar, die Neigung, daran zu erkranken, hingegen schon. Mittlerweile kennt die Wissenschaft mehrere genetisch bedingte Konstellationen, die das Auftreten eines Typ-1-Diabetes begünstigen. Allerdings weiß man heute, dass die Vererbung hier im Gegensatz zum Typ-2-Diabetes eher schwach ausgeprägt ist. So liegt das allgemeine Risiko der weißen, europäischen Bevölkerung, an einem Typ-1-Diabetes zu erkranken, bei 0,4 Prozent. Für Kinder, die ein Elternteil mit Typ-1-Diabetes haben, steigt das Risiko auf sechs Prozent an. Selbst für Geschwister eines Typ-1-Diabetikers liegt die Wahrscheinlichkeit, ebenfalls betroffen zu sein, lediglich bei fünf Prozent.

Typ-2-Diabetes

In Deutschland verlassen jährlich über 350 000 Patienten die Arztpraxis mit der Diagnose: Diabetes Typ-2. 95 Prozent aller Diabetiker leiden an einem Typ-2-Diabetes, jener Stoffwechselerkrankung, die früher auch als »Alterszucker« bezeichnet wurde. So harmlos diese Krankheitsbezeichnung klingt, so irreführend ist sie, und man sollte sie deshalb nicht mehr verwenden.

Längst leiden nicht mehr nur Senioren an dieser Geißel, auch 30- und 40-jährige »Altersdiabetiker« sind heute keine Seltenheit mehr. Denn es geht uns allen gut. Meist zu gut, und das ist leider schlecht. Wir essen reichlich und bewegen uns wenig, was unserer »Veranlagung« gar nicht bekommt. Schlaraffenland stand bei unseren Vorfahren, deren Erbanlagen wir in uns tragen, nämlich nicht auf dem Plan. Sie waren darauf ausgerichtet, auch magere Zeiten erfolgreich zu überstehen. »Fett speichern, was das Zeug hält« war damals die Formel fürs Überleben. Wir Menschen in der industrialisierten Welt kennen Notzeiten kaum mehr. Das wissen aber unsere Gene nicht und holen aus der oft so reichlich zugeführten Nahrung auch noch das letzte Quäntchen Energie. – 20 Prozent der Deutschen gelten als übergewichtig.

Das Wissen um die komplexen Mechanismen, die bei der Entstehung des Typ-2-Diabetes eine Rolle spielen, hat gerade in den letzten Jahren enorm zugenommen. So sind viele Mediziner heute der Meinung, dass diese Form der Stoffwechselstörung weniger ein medizinisches als vielmehr ein gesellschaftliches Problem ist. Falsche Ernährung und Bewegungsmangel sind, neben einer gewissen erblichen Vorbelastung, nach ihrem Dafürhalten für einen Großteil der Fälle von

Typ-2-Diabetes in Deutschland verantwortlich. Nicht umsonst taucht in der Fachwelt immer häufiger der Begriff »Lifestyle-Diabetes« auf.

Die Wurzel des Übels: Insulinresistenz

Unter normalen Umständen schüttet die Bauchspeicheldrüse so viel Insulin aus, wie der Körper benötigt, um den aus einer Mahlzeit gewonnenen Zucker in die Körperzellen zu transportieren. Bei Menschen, deren Stoffwechsel intakt ist, funktioniert dieser Prozess reibungslos, Zucker und Insulinausschüttung befinden sich in einem Gleichgewicht. Beim Typ-2-Diabetes ist dieses Gleichgewicht aber gestört. Schon lange, manchmal Jahrzehnte, bevor erhöhte Blutzuckerwerte überhaupt bei einer Untersuchung festgestellt werden können, ist der Insulinspiegel im Blut von Typ-2-Diabetikern hoch. Der Grund: Ihre Zellen sind gegenüber der Insulinwirkung »abgestumpft« – man nennt das »Insulinresistenz«. Wirkt aber das Insulin nicht mehr so effektiv, läuft der Transport von Zucker aus dem Blut in die Zellen nur noch sehr zögerlich ab. Zu viel Zucker bleibt im roten Lebenssaft, was die Bauchspeicheldrüse dazu veranlasst, noch mehr Insulin auszuschütten.
Es sind also größere Mengen an Insulin notwendig, um den lebenswichtigen Treibstoff Zucker überhaupt in die Zellen zu schleusen. Mit diesem Kraftakt schafft es die Bauchspeicheldrüse, den Blutzuckerspiegel noch über Jahre im normalen Bereich zu halten. Bei einer Routineuntersuchung ist zu diesem Zeitpunkt vom Diabetes noch nichts zu bemerken. Im Gegensatz zum Typ-1-Diabetiker, dem Insulin fehlt, hat der Typ-2-Diabetiker in dieser Phase sogar zu viel von diesem Hormon im Blut. Hohe Insulinspiegel haben aber ihre

Tücken: Unter ihrer Regie kommt es oft zu ein paar Extrapfunden auf den Rippen, die wiederum die Insulinresistenz verstärken. Ein Teufelskreis hat begonnen. Irgendwann geht der Bauchspeicheldrüse die Luft aus. Sie kann nicht mehr genug Insulin produzieren, um den Blutzuckerspiegel unter Kontrolle zu halten. Die Blutzuckerwerte steigen – der Diabetes hat sich manifestiert. Zu diesem Zeitpunkt scheidet der Körper Zucker auch über den Urin aus – ein Nachweis mit Hilfe von speziellen Teststreifen wird möglich.

Durch falsche Lebensweise zum Diabetes

Bei 80 Prozent aller Typ-2-Diabetiker zeigt der Zeiger der Waage zu weit nach rechts. Aber gerade für sie sind die Extrapfunde mehr als nur eine optische Abweichung von der schlanken Silhouette. Denn wir wissen heute, dass Übergewicht einer der Übeltäter ist, wenn es um die Insulinresistenz geht. Die Fettpölsterchen sorgen nämlich für eine vermehrte Freisetzung von Fettsäuren. Diese wiederum bewirken, dass der Blutzucker steigt, und die Bauchspeicheldrüse muss noch mehr Insulin produzieren.

Aber nicht nur wie viel, sondern auch wo sich die Pölsterchen zeigen, spielt eine wichtige Rolle. Jene an den Hüften belasten die Gesundheit nämlich weitaus weniger als der klassische »Bierbauch«. Weil das weibliche Geschlecht eher dazu neigt, an den Hüften anzulegen, wird dieses Fettverteilungsmuster in der Medizin als »gynoid« bezeichnet. Der »Bierbauch« hingegen, bevorzugt eine Männerdomäne, als »androide Fettverteilung«.

Bei der typisch weiblichen Fettverteilung erinnert die Silhouette an eine Birne, bei der männlichen mehr an einen Apfel.

Übergewicht ist nicht der einzige Faktor, der eine Insulinresistenz begünstigt. Fehlt es unseren Muskeln nämlich an Arbeit, bewirkt das auch eine direkte Abschwächung der Insulinwirkung in den Muskelzellen. Eine finnische Studie aus dem Jahr 2003 hat gezeigt, dass Menschen, die mehr als eine halbe Stunde mit dem Fahrrad zur Arbeit fuhren oder alternativ dazu auf Schusters Rappen unterwegs waren, ihr Diabetesrisiko um 36 Prozent verringern konnten. Wer noch dazu einen körperlich anstrengenden Job hatte oder sich in seiner Freizeit zusätzlich bewegte, konnte sein Risiko nochmals um 30 Prozent senken. Diese Daten zeigen, dass nicht unbedingt Spitzenleistungen in Sachen Sport erforderlich sind, um den Stoffwechsel gesund zu halten. Schon ein Plus an Bewegung im Alltag kann viel bewirken. Jede Kalorie, die Sie mehr verbrennen, hilft ihnen, gesund zu bleiben beziehungsweise Ihren Diabetes besser in den Griff zu bekommen.
Weitere Untersuchungen haben darüber hinaus gezeigt, dass Übergewichtige mit einem körperlichen Training von 30 Minuten pro Tag, verbunden mit einer moderaten Gewichtsabnahme von ca. 3,5 kg, den Ausbruch eines Typ-2-Diabetes vorerst verhindern konnten. Sie wurden von den Wissenschaftlern dabei über einen Zeitraum von vier Jahren genau unter die Lupe genommen.

Kinder und Jugendliche mit Typ-2-Diabetes

Die Diagnose Typ-2-Diabetes trifft in Deutschland mittlerweile auch Kinder und Jugendliche. Ihr Problem: Sie sind meist stark übergewichtig und haben Eltern oder Großeltern mit Typ-2-Diabetes, sind also erblich vorbelastet.

Wer bisher dachte, dass übergewichtige »Fast-Food-Kinder« ein amerikanisches Phänomen sind, sei eines Besseren belehrt. Längst ist der Trend auch zu uns geschwappt.
Mittlerweile bringt jedes fünfte Kind und jeder dritte Jugendliche in der Bundesrepublik deutlich zu viel auf die Waage. In Summe bedeutet das: Mehr als 3,5 Millionen Menschen unter 18 sind zu dick. Was von vielen Eltern und Großeltern liebevoll Babyspeck genannt wird, stellt nicht selten eine massive Bedrohung für die Gesundheit dar. Schaffen es solche Kinder nicht, noch in jungen Jahren ordentlich Pfunde abzuspecken, drohen früher oder später ein hoher Blutdruck, Fettstoffwechselstörungen und schließlich auch Typ-2-Diabetes. Denn gerade wer als Jugendlicher an Übergewicht leidet, hat in späteren Jahren ein wesentlich höheres Diabetesrisiko. Natürlich bedeutet das nicht, dass jeder Teenager Gardemaße haben muss. Ein bisschen »pummelig« schadet in den seltensten Fällen. Kritisch wird es aber, wenn sich langsam aber sicher Schwimmreifen über Schwimmreifen schiebt.

Bei einer Studie in Südbayern, bei der 520 stark übergewichtige Kinder und Jugendliche untersucht wurden, zeigte sich bereits bei 6,7 Prozent ein Hinweis für eine Störung des Zuckerstoffwechsels, bei weiteren 1,5 Prozent lag nach der Definition bereits ein Typ-2-Diabetes vor.
So gering die Zahlen auch erscheinen mögen, so erschreckend ist die Tendenz, die sie aufzeigen: Da immer mehr Jugendliche mit Übergewicht kämpfen, erwartet uns, sofern nichts dagegen unternommen wird, eine regelrechte Diabetes-Epedemie.

Alles eine Frage der Gene?

Ja und Nein. Wie bereits erwähnt, ist Typ-2-Diabetes eine Erkrankung, die durch zwei Hauptfaktoren beeinflusst wird: Veranlagung und Lebensumstände. So haben Kinder mit einem Elternteil, das an Typ-2-Diabetes leidet, ein um 25 bis 50 Prozent erhöhtes Risiko, ebenfalls zu erkranken. Bei Geschwistern eines Typ-2-Diabetikers steigt es immerhin noch auf 20 bis 40 Prozent. Das ist aber nur die eine Seite. Denn gleichzeitig sind auch die Lebensumstände sehr stark mit dafür verantwortlich, ob die Veranlagung tatsächlich zum Tragen kommt. Wer also in seiner unmittelbaren Verwandtschaft Typ-2-Diabetiker hat, sollte besonders auf sein Gewicht achten und körperlich aktiv sein.

Kein Diabetes in schweren Zeiten

Welche tragende Rolle die Lebensumstände tatsächlich spielen, zeigt ein wenig schönes Beispiel: In Kriegs- und Nachkriegszeiten gab es so gut wie keine Diabetiker! Der Grund ist ganz offensichtlich: Nahrungsmittel waren knapp und die meisten Wege mussten zu Fuß oder bestenfalls mit dem Fahrrad zurückgelegt werden. Übergewicht war eine Seltenheit, viel Bewegung an der Tagesordnung. Fazit: Die Erbanlagen für Typ-2-Diabetes fanden in dieser Zeit keinen »Nährboden« – der Ausbruch der Stoffwechselerkrankung wurde durch die kargen Lebensumstände in vielen Fällen verhindert.

Eines ist richtig: Der Vererbung der »diabetischen Anlage« kommt beim Typ-2-Diabetes eine deutlich größere Rolle zu als beim Typ-1-Diabetes. Dennoch hat jeder eine Chance, seinen Genen mit einer vernünftigen Ernährung und ein wenig Sport Paroli zu bieten.

Plötzlicher Typ-2-Diabetes in der Schwangerschaft

Die Veränderung des Hormonhaushalts während einer Schwangerschaft bedeutet für den Körper, genauer gesagt für den Stoffwechsel, Stress. Diese Extremsituation kann zu einer Veränderung des Zuckerstoffwechsels führen – es entsteht ein Diabetes, meist Typ-2.

Zwei bis drei Prozent aller bis dahin gesunden Frauen entwickeln einen solchen Schwangerschaftsdiabetes (Gestationsdiabetes).

Da diese Stoffwechselsituation ernste gesundheitliche Schäden bei Mutter und Kind verursachen kann, wird sicherheitshalber bei jeder schwangeren Frau mittels Blutzuckermessungen gezielt danach gefahndet. Wird dabei ein Diabetes festgestellt, muss er behandelt werden – manches Mal sogar mit Insulin.

Zwar verschwinden die Symptome nach der Geburt des Kindes meist wieder und die Behandlung kann abgesetzt werden, aber innerhalb der nächsten zehn Jahre erkrankt die Hälfte dieser Frauen tatsächlich an Diabetes.

Vermutlich wäre die Diabetes-Erkrankung bei den Betroffenen ohnedies früher oder später ausgebrochen. Deshalb sollten Frauen, die in der Schwangerschaft an einem Gestationsdiabetes litten, diese Warnung ihres Körpers als Chance verstehen und entsprechend handeln.

Sie können nämlich mit entsprechenden Vorsichtsmaßnahmen, wie Vermeidung von Übergewicht und viel körperlicher Aktivität, den späteren Ausbruch des Typ-2-Diabetes verhindern oder zumindest stark hinauszögern. Vorbeugung sollte also das oberste Gebot sein.

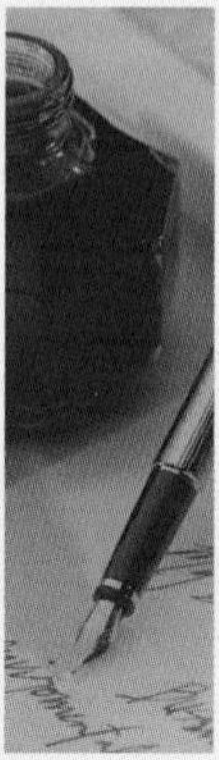

Woran Sie einen Typ-2-Diabetes erkennen können

Im Gegensatz zum Typ-1- beginnt Typ-2-Diabetes schleichend. Während der Stoffwechsel bereits in eine beträchtliche Schieflage geraten ist, fühlen sich die meisten Betroffenen noch putzmunter. Dennoch können folgende Symptome erste Anzeichen für einen beginnenden Diabetes sein:

- ❑ anhaltende Müdigkeit und Schwäche,
- ❑ schlecht heilende Wunden, vor allem an den Füßen,
- ❑ häufige Infekte,
- ❑ Hautprobleme, erhöhter Blutdruck und Übergewicht können ebenfalls auf einen Diabetes hinweisen. Die Symptome vermehrter Durst und häufiges Wasserlassen sind beim Typ-2-Diabetes allerdings oft nur schwach ausgeprägt.

Diagnose: Typ-2-Diabetes

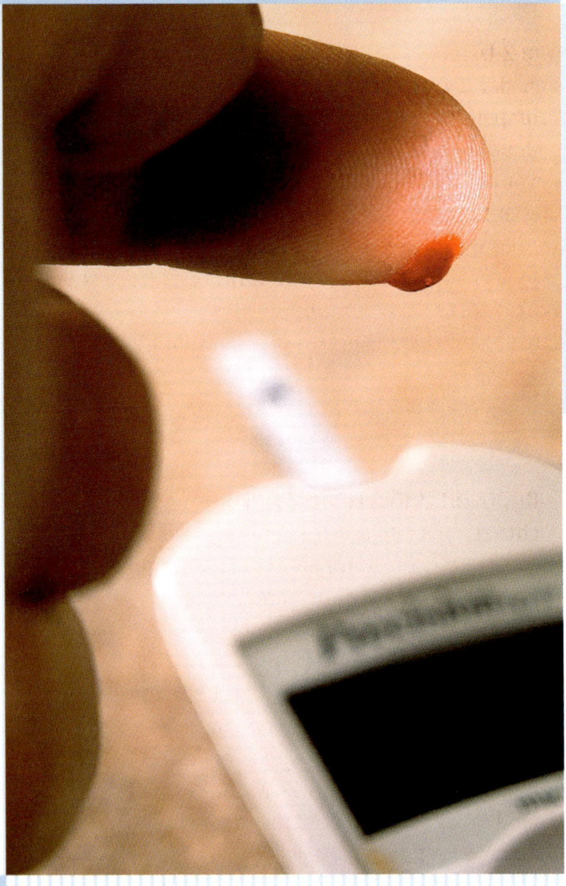

Dem Diabetes auf die Schliche kommen

Typ-2-Diabetes ist heimtückisch. Während sein Bruder, der Typ-1-Diabetes, fast immer mit Pauken und Trompeten auf sich aufmerksam macht, schleicht er sich auf leisen Sohlen an. Bereits Jahre, oft Jahrzehnte bevor die Diagnose »Diabetes« überhaupt gestellt wird, beginnt er unbemerkt sein krank machendes Werk. Deshalb leben Betroffene in den ersten Jahren der Erkrankung noch ganz unbeschwert. Wird der Typ-2-Diabetes schließlich entdeckt, besteht er im Mittel bereits vier Jahre und hat oft schon einigen Schaden angerichtet.

Diagnosen und Dunkelziffern

Nicht selten ist die Diagnose eines Diabetes ein Zufallstreffer. Im Rahmen einer Routineuntersuchung oder bei der Behandlung einer anderen Erkrankung fallen erstmals erhöhte Blutzuckerwerte auf. Dass die Dunkelziffer der unentdeckten Typ-2-Diabetiker tatsächlich enorm hoch ist, zeigt auch eine Untersuchung in der Region Augsburg. Dort konnte festgestellt werden, dass in der Altersgruppe der 55- bis 74-Jährigen auf jeden bekannten Typ-2-Diabetiker eine Person mit einer bis dahin noch unentdeckten Zuckerkrankheit kommt. Die gute Nachricht: Viele Typ-2-Diabetiker oder auch Menschen, die auf der Schwelle zu einem manifesten Diabetes stehen, können bei einer frühen Diagnose dieser Stoffwechselstörung selbst viel für

sich tun. Wer nämlich in diesem Stadium (»Prädiabetes«) mehr Bewegung in seinen Alltag einbaut, sich vernünftig ernährt und vielleicht sogar noch ein paar Pfunde abspeckt, kann den Diabetes oft (wieder) zurückdrängen.
Deshalb sind regelmäßige Untersuchungen der Blutzuckerwerte bei Menschen mit klassischen Diabetesrisikofaktoren angezeigt. Dazu zählen neben einem höheren Lebensalter auch Übergewicht, erhöhter Blutdruck und/oder eine Fettstoffwechselstörung.

Blut- und Harnzuckerwerte geben Auskunft

Wer sich häufig müde und schwach fühlt, schlecht heilende Wunden hat und zu Infekten neigt, sollte daran denken, dass dies auch Zeichen für einen Diabetes sein könnten. Eine Blutuntersuchung kann an dieser Stelle schnell Klarheit schaffen.
Prinzipiell beruht die Diagnose des Diabetes auf dem Nachweis erhöhter Blutzuckerwerte sowie der Ausscheidung von Harnzucker. Misst der Arzt bei seinem Patienten mehrfach Blutzuckerwerte über 120 mg/dl (= 6,7 mmol/l), geht er von einem manifesten Diabetes aus. Verdächtig sind immer Nüchternblutzuckerwerte (nüchtern bedeutet, dass dem Körper während acht Stunden keine Kalorien zugeführt worden sind) zwischen 100 und 120 mg/dl (=5,6 und 6,7 mmol/l) beziehungsweise 200 mg/dl (=11,0 mmol/l), wenn sie zwei Stunden nach einer kohlenhydrathaltigen Mahlzeit gemessen wurden.
Oftmals befinden sich die Werte in einem Grenzbereich und der Diabetes kann weder mit Sicherheit diagnostiziert noch ausgeschlossen werden. In einem solchen Fall wird der Arzt dann einen oralen Glucosetoleranztest (OGT) durchführen. Ziel dieses Tests ist

Blutzuckerwerte und ihre Umrechnungsfaktoren

Blutzuckerwerte können in zwei unterschiedlichen Einheiten angegeben werden. Der Umrechnungsfaktor von mg/dl in mmol/l ist dabei 0,0556. Das heißt: 100 mg/dl entsprechen 5,56 mmol/l. Umgekehrt gilt: 1 mmol/l entspricht 18 mg/dl.

	Nüchternwerte	Nach dem Essen
Normal	<110 mg/dl (6,0 mmol/l)	bis 140 mg/dl (7,8 mmol/l)
Erhöht	≥126 mg/dl (7,0 mmol/l)	> 200 mg/dl (11,2 mmol/l)

es, herauszufinden, wie der Stoffwechsel mit einer extremen Belastung, in diesem Fall einer größeren Menge Zucker, umgeht. Dazu werden 75 g Traubenzucker in Wasser aufgelöst und dem Patienten zu trinken gegeben. Zwei Stunden später wird der Blutzuckerwert bestimmt. Liegt der Wert zu diesem Zeitpunkt im Bereich 140–200 mg/dl (8–11 mmol/l), sprechen Mediziner von einer verminderten Glucosetoleranz (IGT= Impaired Glucose Tolerance). Eine »IGT« ist sozusagen der Vorbote eines Typ-2-Diabetes. Sind 200 mg/ml (11 mmol/l) überschritten, spricht der Arzt die Diagnose Typ-2-Diabetes aus.
Doch ein Zuviel an Zucker ist nicht nur im Blut, sondern in vielen Fällen auch im Urin messbar. Hat nämlich der Blutzucker einen bestimmten Wert überschritten, der auch »Nierenschwelle« genannt wird und meist zwischen 160 und 180 mg/dl (9 und 10 mmol/l) liegt, wird Glucose auch mit dem Urin ausgeschieden. Dann kann mit speziellen Harnzucker-Teststreifen ein Nachweis erbracht werden.

Die Nierenschwelle

Unsere Nieren leisten Beachtliches. Sie filtern aus dem »Primärharn«, von dem unser Köper täglich ungefähr 200 Liter produziert, alle wertvollen Stoffe heraus. Was übrig bleibt, sind schließlich ca. zwei Liter Harn, mit dem alle unliebsamen und schädlichen Substanzen ausgeschieden werden. Zucker ist für den Körper wertvoll. Für gewöhnlich filtern die Nieren die Glucose vollständig aus dem Primärharn heraus, damit dieser Energielieferant dem Körper nicht verloren geht. Das können sie aber nur so lange, wie eine bestimmte Menge an Zucker im Primärharn nicht überschritten wird. Mediziner bezeichnen diesen Wert als Nierenschwelle. Ist nämlich wesentlich mehr Glucose vorhanden, kann die Niere nicht mehr alles zurückgewinnen; der Zucker erscheint im Harn und wird messbar. Die Nierenschwelle liegt in der Regel zwischen 160 und 180 mg/dl (9 und 10 mmol/l), kann individuell aber unterschiedlich sein. Auch spezielle Situationen, wie beispielsweise eine Schwangerschaft, können die Nierenschwelle verändern.

HbA1c, das Langzeitgedächtnis

Die Messung des Blutzuckerwertes spiegelt die Stoffwechselsituation der letzten Stunden wider. Es gibt aber auch eine Messung, die zeigt, in welchem Bereich sich die Blutzuckerwerte in den letzten zwei bis drei Monaten durchschnittlich bewegt haben: die HbA1c-Bestimmung. Hinter dieser so geheimnisvoll klingenden Bezeichnung verbirgt sich etwas durchaus Bekanntes: Das Hämoglobin, der rote Blutfarbstoff, der für den Sauerstofftransport zuständig ist. Ist der Blutzuckerwert hoch, geht ein Teil dieses roten Blutfarbstoffs eine dauerhafte Verbindung mit dem Traubenzucker ein. Er »verzuckert« sozusagen.

Da die roten Blutkörperchen, in denen das Hämoglobin vorkommt, drei bis vier Monate im Körper zirkulieren, kann diese »Verzuckerung« über eine längere Zeit nachgewiesen werden. Die HbA1c-Messung wird vor allem bei Typ-1-Diabetikern herangezogen, um zu überprüfen, wie gut der Blutzucker unter der entsprechenden Therapie über die letzten Wochen eingestellt war. Aber auch bei Typ-2-Diabetikern, vor allem jenen mit Insulin-Therapie, wird der HbA1c-Wert regelmäßig (halb-/jährlich) gemessen.

Die Therapie des Typ-2-Diabetes

Eines ist klar: Die Diagnose Diabetes bedeutet eine Herausforderung für Patient und Arzt. Denn unabhängig davon, welche Therapieform zum Einsatz kommt, das Zauberwort heißt immer »gute Diabeteseinstellung«. Weil nur eine gute Blutzuckereinstellung das Risiko für Langzeitfolgen senkt und so die Perspektive für ein normales und erfülltes Leben bietet. Stimmen die Blutzuckerwerte, werden damit aber nicht nur Folgeschäden verhindert, sondern gleichzeitig auch akute Gefahren wie beispielsweise Über- oder Unterzuckerungen im Keim erstickt.

Langfristige Folgen eines ständig erhöhten Blutzuckers sind Schädigungen an großen und kleinen Blutgefäßen.

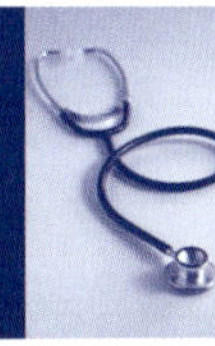

Doch es sind nicht nur die Zuckerwerte, die der Typ-2-Diabetiker im Auge behalten muss: Auch die Blutfette, der Blutdruck und vor allem das Gewicht sollten sich in einem akzeptablen Bereich bewegen. Was hier so kompliziert klingt, kann in vielen Fällen mit ein paar ganz einfachen Maßnahmen wieder ins Lot gebracht werden: Mit der richtigen Ernährung und etwas mehr Bewegung. Eine Veränderung des Lebensstils kann tatsächlich so manchen Typ-2-Diabetes wieder zurückdrängen.

Eine schrittweise Anpassung der Therapie

90 Prozent aller Diabetiker bringen bei der Erstdiagnose zu viel auf die Waage. Daher ist Schritt eins in der Therapie des Typ-2-Diabetes fast immer eine Ernährungsumstellung, kombiniert mit etwas mehr Bewegung. Denn gerade wenn die Zuckerkrankheit »frisch« entdeckt wurde, hilft eine Gewichtsabnahme enorm. Manchmal reichen schon ein paar Kilo, um die Blutzuckerwerte wieder zu normalisieren. Die müssen dann aber auch unten bleiben, denn steigt das Gewicht wieder an, ist auch der Diabetes wieder da.

In dieser Phase der Erkrankung ist das eigentliche Problem, mit dem der Körper kämpft, die Insulinresistenz. Hohe Blutzuckerwerte sind letztlich nur das Resultat daraus. Also muss an der Insulinresistenz gearbeitet werden, und der kommen Sie am besten mit gesundem Essen und etwas mehr Sportsgeist bei. Im Gegensatz zu Diabetikern, die Insulin spritzen, heißt es in dieser Situation, die Kalorien im Auge zu haben, und nicht, Broteinheiten zu berechnen. Dass Abnehmen nicht immer ganz einfach ist, wissen wir alle. Dieses Buch soll Sie dabei unterstützen, Ihre Ernährung zu optimieren, wenn nötig, ein paar Pfunde

zu verlieren, und vielleicht sogar Freude an etwas mehr Bewegung zu finden. Wie, das lesen Sie in den nächsten Kapiteln.
Der »innere Schweinehund« ist ein mächtiger Gegner. Wer kennt sie nicht, die guten Silvestervorsätze: Rauchen aufhören, abspecken und endlich wieder die Laufschuhe aus dem Schrank holen. Meist ist das Jahr aber noch jung, wenn unsere großen Pläne mehr und mehr in den Hintergrund rücken und wir wieder in unseren gewohnten Lebensstil zurückfallen. So geht es natürlich auch vielen Diabetikern, die ihr Leben umkrempeln müssen, um wieder vernünftige Zuckerwerte zu verbuchen. Aber denken Sie immer daran: Die Mühe lohnt sich, schließlich können Sie mit »Messer, Gabel und Turnschuhen« den Einsatz von Tabletten oder Insulin überflüssig machen!

Diabetes mit Medikamenten behandeln

Wenn alle Möglichkeiten ausgeschöpft sind und der Blutzucker trotz der Bemühung um gesunde Ernährung, Abbau von Übergewicht und mehr Bewegung nicht auf akzeptable Werte gebracht werden kann, wird der Arzt blutzuckersenkende Medikamente einsetzen. Um den Blutzuckerspiegel wieder in den Griff zu bekommen, kann er in der Therapie zwischen verschiedenen Substanzgruppen wählen, die einzeln oder in Kombination verabreicht werden. Die jeweiligen Medikamente unterscheiden sich hinsichtlich ihrer Wirkmechanismen deutlich voneinander. Während die einen die Verdauung von Kohlenhydraten bremsen, hemmen die anderen die Zuckerneubildung durch die Leber, regen die Insulinabgabe in der Bauchspeicheldrüse an oder sorgen dafür, dass das vorhandene Insulin wieder effektiver an den Zellen wirkt.

Wann Insulin benötigt wird

Ob überhaupt und wann bei einem Typ-2-Diabetiker Insulin zum Einsatz kommt, ist individuell sehr unterschiedlich. Ein Indiz für eine Insulintherapie sind beispielsweise kontinuierlich hohe Blutzuckerwerte, die mittels angepasster Ernährung, mehr Bewegung und blutzuckersenkender Medikamente nicht mehr ausreichend unter Kontrolle gebracht werden können. Auch eine ungewohnte Gewichtsabnahme, gehäuftes Auftreten von Infekten und kontinuierliche Müdigkeit könnten Indikatoren für eine Insulintherapie sein. Letztlich ist die Entscheidung von individuellen Kriterien abhängig – Alter, bisheriger Krankheitsverlauf, bisherige Therapie spielen hier eine Rolle. Klar ist, dass eine Insulintherapie mit dem Resultat »gute Blutzuckerwerte« und »mehr Wohlbefinden« wesentlich besser für den Diabetiker ist als eine unzureichende Tablettenbehandlung mit dauerhaft schlechten Werten.

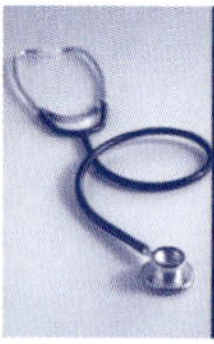

In speziellen Diabetikerschulungen lernen Patienten, die auf Insulin eingestellt werden, auch die richtig Spritztechnik.

Sehr oft beginnt der Einstieg in die Insulintherapie mit einer so genannten »Kombinationstherapie«: es wird eine möglichst niedrig dosierte Insulinbehandlung angestrebt, bei der gleichzeitig die bisherige Tablettenbehandlung fortgeführt wird. Im Gegensatz dazu wird bei einer reinen Insulintherapie der Diabetes zusätzlich zur richtigen Ernährung ausschließlich mit Hilfe von Insulin eingestellt. Dabei können verschiedene Therapie-

formen und Insulinsorten zum Einsatz kommen. Da sich dieses Buch aber hauptsächlich den Themen gesunde Ernährung, Gewichtsabnahme und Bewegung widmet, wird an dieser Stelle nicht näher auf einzelne Insulintherapien eingegangen.
Viele Typ-2-Diabetiker, gerade die älteren, schrecken vor einer Behandlung mit Insulin zurück, weil sie Angst vorm Spritzen haben und sich mit der Kontrolle ihrer Blutzuckerwerte überfordert fühlen. Diese Sorge ist aber völlig unbegründet: Das Spritzen von Insulin ist durch die Entwicklung moderner Spritzhilfen mittlerweile relativ unkompliziert und schmerzfrei. Auch das Blutzuckermessen bereitet dank der leicht zu bedienenden Messgeräte kaum mehr Probleme.

Grundsätzlich ist darauf hinzuweisen:
Wer Insulin spritzt, sollte täglich mehrmals seinen Blutzucker messen.

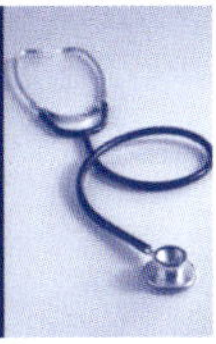

Von der Erweiterung oder Umstellung der Therapie auf Insulin können Typ-2-Diabetiker in zweierlei Hinsicht profitieren: Zum einen bewegen sich die Blutzuckerwerte wieder in einem gesunden Bereich, zum anderen verbessert sich dadurch in vielen Fällen das allgemeine Wohlbefinden. Gemeinsam mit dem Arzt muss die geeignete Therapieform gefunden, die regelmäßige Kontrolle der Blutzuckerwerte besprochen und die Ernährung entsprechend angepasst werden. Denn Insulin führt in manchen Fällen nicht nur dazu, dass sich der Patient wieder besser fühlt, sondern kann auch den Appetit anregen. Eine Ernährungsberatung, wie sie beispielsweise auch im Rahmen von Diabetikerschulungen angeboten wird, kann helfen, das Gewicht in einem gesunden Rahmen zu halten – ohne dass der Genuss dabei zu kurz kommt.

Wenn die Zuckerwerte extrem sind

Unter bestimmten Voraussetzungen wie extremes Fasten, die Einnahme bestimmter blutzuckersenkender Medikamente oder bei einer Insulinbehandlung kann es passieren, dass der Blutzucker zu weit absinkt. Dann fallen vor allem nervliche Ausfallerscheinungen und psychische Veränderungen ins Auge. Diabetiker mit einer Unterzuckerung wirken auf Außenstehende mitunter wie betrunken. Mangelnder Antrieb, häufiges Gähnen, Probleme beim Lösen einfacher Denkaufgaben können weitere Anzeichen für ein Zuwenig an Glucose im Blut sein. Hier hilft die sofortige Gabe von Traubenzucker oder das Trinken einer zuckerhaltigen Limonade (keine »Light-Getränke«; diese enthalten nur Süßstoff!) – der Blutzuckerspiegel muss dringend erhöht werden. Ist die Unterzuckerung aber schon so weit fortgeschritten, dass es zu einer Bewusstlosigkeit kommt, darf dem Diabetiker wegen der Erstickungsgefahr auf keinen Fall Zucker eingeflößt wird. Hier ist der Notarzt gefragt, der den Bewusstlosen mit einer Glucosespritze wieder zum Aufwachen bringt. Manche Diabetiker haben in ihrem Notfallset auch eine Glucagonspritze. Glucagon ist der Gegenspieler von Insulin und setzt Zucker aus der Leber frei. Im Gegensatz zur Glucose-

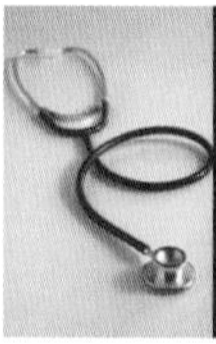

Während eine drohende Überzuckerung (Hyperglykämie) anhand eines einfachen Harnzuckertest festgestellt werden kann, lässt sich eine Unterzuckerung nur mit Hilfe eines Blutzuckermessgerätes feststellen.

spritze, die venös verabreicht wird und nur vom Arzt eingesetzt werden darf, wird Glucagon in das Fettgewebe oder den Muskel gespritzt und kann auch von einem Angehörigen verabreicht werden.

So zeigt sich eine Unterzuckerung

Symptome einer leichten Hypoglykämie

- Schwitzen,
- blasse Haut,
- Zittrigkeit,
- Heißhunger,
- Herzrasen,
- Nervosität,
- weiche Knie,
- Kopfschmerzen,
- »seltsame Gedanken«.

Symptome einer schweren Hypoglykämie

- Sprachstörungen,
- Sehstörungen,
- Schwindel,
- Aggressivität,
- Krampfanfall,
- Bewusstseinstrübung, Bewusstlosigkeit.

Die häufigsten Ursachen für eine Unterzuckerung sind das Auslassen einer Mahlzeit, außergewöhnliche körperliche Anstrengung, ein Zuviel an Insulin oder eine zu hohe Dosis blutzuckersenkender Medikamente, Erbrechen und Durchfall, aber auch Alkohol.
Hohe Blutzuckerwerte bleiben oft lange unentdeckt, da sie keine Beschwerden verursachen. Steigen die Werte

aber auf ein extrem hohes Niveau an, sodass die Nierenschwelle deutlich überschritten wird, treten erste Symptome auf. Der Körper verliert in diesem Stadium sehr viel Zucker über den Urin, gleichzeitig wird eine beträchtliche Menge an Flüssigkeit und wichtigen Mineralien mitgezogen. Das erklärt auch das häufige Wasserlassen, den großen Durst und die Abgeschlagenheit – die Leitsymptome eines beginnenden Typ-1-Diabetes. Blutzuckermessungen ergeben zu diesem Zeitpunkt manchmal Werte über 300 mg/dl. Wird in dieser Phase nichts unternommen, kann die Hyperglykämie in Austrocknung, Übersäuerung des Blutes und schließlich in einem diabetischen Koma münden. Im Urin findet sich neben dem Zucker dann auch Aceton – eine solche »Ketoazidose« ist lebensgefährlich; der Diabetiker muss unbedingt in einem Krankenhaus behandelt werden.

So zeigt sich eine Überzuckerung

Symptome einer Hyperglykämie

- vermehrtes Wasserlassen,
- starker Durst,
- Müdigkeit und Abgeschlagenheit.

Symptome eines beginnenden diabetischen Komas

- Übelkeit,
- Erbrechen,
- Bauchschmerzen,
- Acetongeruch des Atems (riecht wie Nagellackentferner), Aceton im Urin,
- vertiefte, schwere Atmung,
- Bewusstseinstrübung, später Bewusstlosigkeit.

Werte selbst messen und kontrollieren

Bei der Behandlung des Diabetes ist die Mitarbeit des Patienten enorm wichtig. Gerade Typ-2-Diabetiker können viel selbst für ihre Gesundheit und ihr Wohlbefinden tun. Werden Sie zum »Manager« Ihres Diabetes. Sie werden sehen, dass Sie bei Ihren regelmäßigen Arztbesuchen wesentlich fundierter mitreden können, wenn es um Ihre Therapie und mögliche Veränderungen geht.

Es gibt einige Untersuchungen, die nur von Ihrem Hausarzt oder von entsprechenden Fachärzten durchgeführt werden können. Verschiedene Werte können Sie aber auch selbst gut überwachen und somit einen wesentlichen Beitrag zu einer guten Blutzuckereinstellung leisten.

Das Gewicht kontrollieren

Wie bereits mehrfach erwähnt, spielt gerade beim Typ-2-Diabetes das Gewicht eine große Rolle – egal, ob Sie Ihre Blutzuckerwerte ausschließlich mit Hilfe von Ernährung und Bewegung oder auch mit Insulin kontrollieren. Rettungsringe um den Bauch sind hier mehr als nur ein optisches Ärgernis. Deshalb ist es umso wichtiger, dass Sie den Zeiger Ihrer Waage im Auge behalten. Natürlich bedeutet das nicht, dass Sie mehrmals täglich den Weg zum Wiegen antreten sollen, aber eine gewisse Regelmäßigkeit kann nicht schaden. So merken Sie auch schneller, ob die Feiertage mit ein paar Extrapfunden zu Buche geschlagen haben oder das Schlemmerbuffet des letzten Urlaubs Spuren auf Ihren Hüften hinterlassen hat. Am besten notieren Sie

Ihr Ausgangsgewicht auf einem Zettel oder in einem kleinen Heftchen und tragen einmal pro Woche Ihr aktuelles Gewicht ein. Sorgen Sie dafür, dass die Bedingungen beim Wiegen immer gleich sind – beispielsweise immer morgens und ohne Bekleidung. Wenn Sie abnehmen möchten, können Sie mit Hilfe solcher Aufzeichnungen genau sehen, um wie viel Sie Ihrem Ziel bereits näher gerückt sind. Gibt es eine schönere Belohnung?

Den Harnzucker bestimmen

Wenn es um diabetische Folgeschäden geht, fordern Experten Blutzuckerwerte, die unter der Nierenschwelle liegen, also mit Harnzuckerteststreifen nicht nachweisbar sind. Dennoch hat die Messung vom Zucker im Urin durchaus ihre Daseinsberechtigung. Sie gibt schnell und unkompliziert einen groben Überblick über die aktuelle Stoffwechselsituation. Gerade für ältere Menschen, die sich die Blutzuckerbestimmung selbst nicht mehr zutrauen, ist die Harnzuckermessung zumindest eine Möglichkeit, eine ungefähre Einschätzung zu erhalten. Unterzuckerungen sind mit Hilfe dieser Messmethode allerdings nicht nachweisbar.

Den Blutzucker messen

Die Blutzuckermessung ist sozusagen die »Königsdisziplin« in der Diabetes-Selbstkontrolle. Nur sie ermöglicht eine genaue und zeitnahe Kontrolle der Blutzuckerwerte und ist somit Grundlage für alle Therapieformen. Blutzuckerwerte sollten regelmäßig bestimmt werden – je nach Therapievorgabe schwankt die Frequenz. So reicht bei Typ-2-Diabetikern, die mit Hilfe von Ernährung und Bewegung ihren Blutzucker in den Griff bekommen, alle paar Wochen ein Tagesprofil. Bei einem solchen Tagesprofil werden der Nüchternblutzucker und die Zuckerspiegel nach dem Essen gemessen. Kommt hingegen Insulin in der Therapie zum Einsatz, so sind mehrere Messungen täglich angezeigt. Nicht nur Ihre Diabeteseinstellung profitiert von einer solchen engmaschigen Kontrolle, auch mögliche Entgleisungen des Stoffwechsels, wie beispielsweise eine Unterzuckerung, können leichter vermieden werden. Heutzutage werden für die Blutzucker-Selbstkontrolle meist Messgeräte benutzt. Dabei sticht man sich mit Hilfe einer Lanzette in den Finger, bringt ein Tröpfchen Blut auf einen speziellen Teststreifen auf, und das Gerät bestimmt innerhalb weniger Sekunden den aktuellen Wert.

Die Füße kontrollieren

Obwohl sie uns durch unser ganzes Leben tragen, behandeln wir sie so oft recht stiefmütterlich: unsere Füße. Dabei ist es gerade für Diabetiker wichtig, sie gut zu pflegen und regelmäßig zu kontrollieren. Denn Wundheilungsstörungen, die diese Stoffwechselerkrankung mit sich bringen kann, setzen Diabetikerfüßen manchmal ganz schön zu. Aus einer kleinen Verletzung kann schnell eine entzündete Wunde werden, die schlecht heilt. Hinzu kommt, dass viele Diabetiker aufgrund von Nervenstörungen an den Füßen eine Verletzung oft gar nicht bemerken. Sie können einfach nicht spüren, wenn sie sich zum Beispiel eine Blase gelaufen haben, die dabei ist, sich zu entzünden. Diabetologen appellieren deshalb immer wieder an ihre Patienten, ihre Füße regelmäßig zu kontrollieren. Bei älteren Menschen, die nicht mehr ganz so beweglich sind, kann ein kleiner Handspiegel gute Dienste leisten.

Späte Folgen des Diabetes

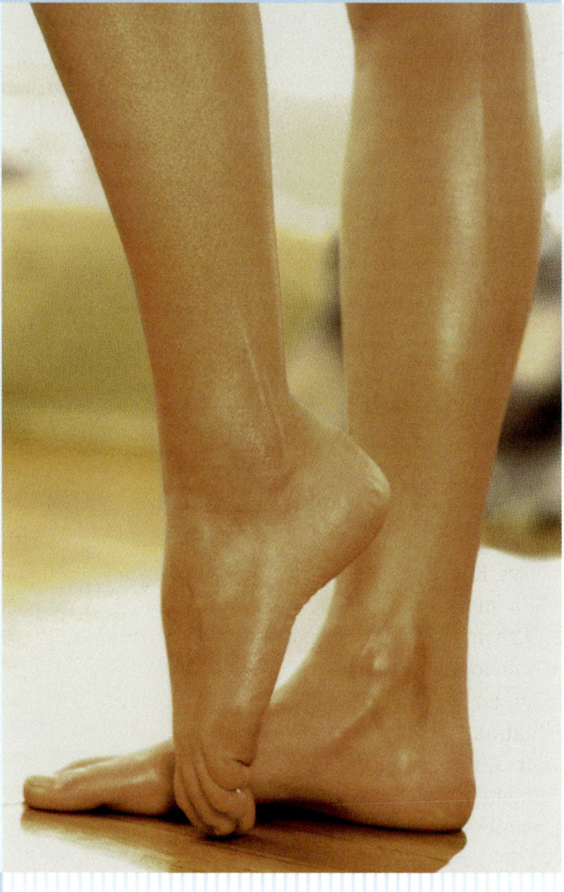

Folgeerkrankungen vermeiden

Nicht jeder bekommt sie, und manchmal dauert es Jahrzehnte, bis sie entstehen: die diabetischen Spätkomplikationen.
Nichts fürchten Diabetiker und ihre behandelnden Ärzte so sehr wie die drohende Gefahr für die Gesundheit durch Schädigungen an Nerven und Blutgefäßen, an Augen, Herz, Nieren und Füßen. Bis heute ist noch immer nicht restlos geklärt, warum es überhaupt zur Entstehung solcher Langzeitfolgen kommt. Als gesichert gilt allerdings, dass ein über viele Jahre erhöhter Blutzucker Veränderungen an Blutgefäßen und Nerven hervorrufen kann.

Vorsorge ist wichtig

Dieses Kapitel soll Ihnen keine Angst einjagen, auch wenn manches erschreckend klingen mag. Aber um besser mit dieser Erkrankung umgehen zu können, ist es wichtig, sich mit allen Facetten des Diabetes auseinanderzusetzen – dazu gehören auch die Spätkomplikationen. Wissen alleine verhindert sie zwar nicht, kann Ihnen aber helfen, sie möglichst erst gar nicht entstehen zu lassen. Denn mit einer guten Diabeteseinstellung können Sie schon sehr viel dazu beitragen, das Risiko für Folgeerkrankungen deutlich zu reduzieren.
Tückisch ist, dass sich diese Spätkomplikationen oft unbemerkt und langsam entwickeln – der Betroffene

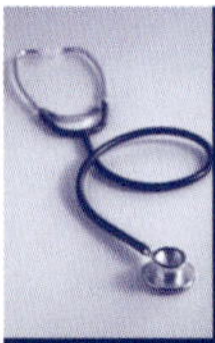

Wer seine Stoffwechselwerte in einem gesunden Bereich hält und regelmäßige Kontrolluntersuchungen der besonders gefährdeten Organe und Systeme wie Nerven, Blutgefäße, Augenhintergrund, Nieren und Füße vornehmen lässt, macht den richtigen Schritt in Richtung Spätkomplikationen-Vorsorge. Sprechen Sie mit Ihrem Arzt darüber!

spürt über eine lange Zeit nichts von den verhängnisvollen Prozessen, die in seinem Körper ablaufen. So unglaublich es klingt, aber oft führt erst das Auftreten einer typischen Spätkomplikation, wie beispielsweise Veränderungen an den Augen, zu der Diagnose eines bis dahin unentdeckten Diabetes.

Empfohlene Stoffwechseleinstellung für Typ-2-Diabetiker*

Blutzuckerwert vor dem Essen	unter 110 mg/dl (6,0 mmol/l)
Blutzuckerwert nach dem Essen (2 Std.)	unter 140 mg/dl (7,8 mmol/l)
HbA1c-Wert:	unter 7,5 %, besser noch unter 6,5 %
Harnzucker	0
Cholesterin im Serum	unter 200 mg/dl
Triglyzeride im Serum	unter 150 mg/dl
Blutdruck	unter 140/85 mmHg

*Tabelle nach Prof. Dr. med. E. Standl

Das metabolische Syndrom

Die Mechanismen des Typ-2-Diabetes und die Entstehung potenzieller Folgeerkrankungen sind beinahe so kompliziert wie ein antikes Theaterstück mit vielen Schauspielen. Die Hauptdarsteller in diesem Stück sind alte Bekannte: Übergewicht, hoher Blutdruck, Fettstoffwechselstörung und hohe Blutzuckerwerte.

Die Rollenverteilung in diesem Theaterstück wird schon früh festgelegt – unter anderem von einem äußerst gefährlichen Regisseur: der Insulinresistenz. Denn eine Insulinresistenz und hohe Insulinspiegel bestehen oft schon viele Jahre, bevor ein Typ-2-Diabetes überhaupt entdeckt wird. Sie können in dieser Zeit bereits den Grundstein für Schädigungen an Herz und Gefäßen legen. Tatsächlich ist in der Insulinresistenz die Wurzel vieler krank machender Übel zu sehen. Menschen, deren Gewebe nicht mehr so gut auf Insulin ansprechen, sind meist übergewichtig, leiden zusätzlich an einem erhöhten Blutdruck und einer Fettstoffwechselstörung. An sich ist jeder einzelne dieser Faktoren schon schlimm genug, treten sie aber gemeinsam auf, entwickelt sich aus dem Theaterstück langsam ein Drama: Schreitet nämlich die Insulinresistenz immer weiter voran, entsteht irgendwann ein Typ-2-Diabetes. Und damit ist das »tödliche Quartett«, wie das metabolische Syndrom bezeichnenderweise auch genannt wird, perfekt. Jetzt hat sich zu den drei bereits bestehenden Herz und Gefäße schädigenden Faktoren noch ein weiterer dazugesellt: ein hoher Blutzucker. Gemeinsam spielen sie die gefährlichen Hauptrollen in dem Stück mit dem Namen »metabolisches Syndrom«.

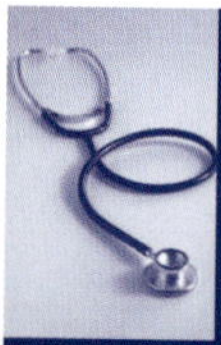

Die Basis des metabolischen Syndroms ist die Insulinresistenz. Sie zu bekämpfen bedeutet auch gleichzeitig, dem metabolischen Syndrom eine wichtige Grundlage zu entziehen. Ernährungsumstellung und mehr Bewegung ist hier der erste wichtige Schritt. Um das Risiko für Herz und Gefäße weiter zu senken, sind natürlich gute Blutzuckerwerte, die Behandlung des Bluthochdrucks und der Fettstoffwechselstörung erforderlich.

Wenn die Gefäße Schaden nehmen

Eines gleich vorweg: Arteriosklerose (»Gefäßverkalkung«) ist kein Phänomen, von dem ausschließlich Diabetiker betroffen sind. Mit zunehmendem Alter steigt das Risiko, an einer »Gefäßverkalkung« zu erkranken, bei allen Menschen deutlich an. Der Unterschied liegt nur darin, dass bei Diabetikern der Prozess der Arteriosklerose deutlich schneller abläuft. Von diesen ungesunden Ablagerungen können im Wesentlichen alle Arterien des Körpers betroffen sein.

Die zwei Seiten des Cholesterins

Unser Köper kann auf Cholesterin nicht verzichten. Er benötigt es, um wichtige Stoffe wie beispielsweise Hormone und Gallensäure zu produzieren. Das Problem am Cholesterin ist, dass es zwei Seiten hat – zum einen benötigen wir es, zum anderen haben wir oft zu viel davon, was uns krank machen kann. Was hier widersprüchlich klingt, erklärt sich damit, dass es

Cholesterin in verschiedenen »Erscheinungsformen« gibt. Cholesterin an sich ist schwer wasserlöslich. Um im Blut transportiert zu werden, muss es sich kleiner Helfer, der so genannten Lipoproteine, spezieller Eiweiße, bedienen. Diese wiederum können sich in ihrer Dichte unterscheiden. Für unsere Gesundheit sind besonders jene interessant, die eine niedrige Dichte aufweisen (low density lipoproteins, LDL), und jene, die eine hohe Dichte (high density lipoproteins, HDL) haben. Während letztere, die HDLs, gut für unsere Blutgefäße sind, schaden die LDLs ihnen und tragen auf direktem Weg zur Entstehung von Arteriosklerose bei.

Eine Herzenssache

Gesellt sich zum Diabetes auch noch eine Fettstoffwechselstörung hinzu, ist in vielen Fällen das Herz von solchen Ablagerungen betroffen. Genauer gesagt sind es die Gefäße des Herzens, die so genannten Herzkranzgefäße, die durch Fett- und Cholesterindepots an den Gefäßwänden verengt werden. Sind diese wichtigen Versorgungsbahnen in Mitleidenschaft gezogen, spricht der Arzt von einer koronaren Herzkrankheit (KHK). Ein brennendes Gefühl hinter dem Brustbein oder ein »Engegefühl« bei Belastung sind Alarmzeichen für eine solche Erkrankung, die Angina pectoris. Diese typischen Symptome werden unter anderem durch einen Sauerstoffmangel am Herzen hervorgerufen.

Aufgrund eines gestörten Schmerzempfindens spüren Diabetiker die warnenden Symptome manchmal nicht. Wird zu diesem Zeitpunkt nicht mit einer entsprechenden Therapie gegengesteuert, schreitet die Gefäßverengung weiter voran. Bei zunehmender Verengung kann die Durchblutung des Herzmuskels schließlich so schwach werden, dass ein Herzinfarkt droht.

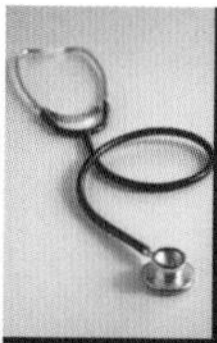

Obwohl in dieser Phase Herzschmerzen fehlen können, sollte jeder Diabetiker unverzüglich seinen Arzt aufsuchen, damit entsprechende Untersuchungen durchgeführt werden können. Wer also beim Treppensteigen oder beim flotten Spazierengehen einen unangenehmen, beengenden Druck in der Brust verspürt, ist gut beraten, hier schnell entsprechende Maßnahmen zu ergreifen.

Gefahr für das Gehirn

Arteriosklerose kann aber nicht nur am Herzen, sondern auch im Gehirn viel Schaden anrichten. Denn genau so, wie es die Herzkranzgefäße treffen kann, machen die Ablagerungen auch vor den Hirngefäßen keinen Halt. Kommt noch ein hoher Blutdruck dazu, ist das Risiko, einen Schlaganfall zu erleiden, deutlich erhöht. Die Verengung der Gefäße kann irgendwann dazu führen, dass sich die Versorgung unserer »Denkfabrik« mit Sauerstoff und Nährstoffen so verschlechtert, dass ein Schlaganfall auftritt. Warnsignale treten im Vorfeld leider nur selten auf, allerdings kommt es manchmal vor einem schweren Anfall zu einem kleinen »Schlag.« Der vorübergehende kurze Sauerstoffmangel im Gehirn kann dabei zu temporären Sprachstörungen, hängenden Mundwinkeln oder sogar leichten Lähmungserscheinungen führen. Diese Symptome verschwinden nach 24 Stunden wieder vollständig. Das ist aber noch lange kein Grund zur Freude! Die Betroffenen sind zwar mit einem »blauen

Risikofaktoren für Herz-Kreislauf-Erkrankungen

Um einem Herzinfarkt effizient vorzubeugen, sollten die folgenden Risikofaktoren möglichst ausgeschaltet werden:

- dauerhaft überhöhte Blutzuckerwerte,
- Übergewicht,
- zu hohe Blutfettwerte,
- zu hoher Blutdruck,
- zu wenig Bewegung,
- viel Stress,
- Rauchen,
- falsche Ernährung.

Auge« davongekommen, sollten diese deutliche Warnung aber unbedingt sehr ernst nehmen und unmittelbar einen Arzt aufsuchen! Beim nächsten Zwischenfall könnte es sich schon um einen ausgewachsenen Schlaganfall mit all seinen schrecklichen Konsequenzen handeln!

Schaufensterkrankheit – Gehen wird zur Qual

Bezeichnenderweise werden Beschwerden in Wade oder Oberschenkel, die bei Belastung auftreten, auch »Schaufensterkrankheit« genannt – dahinter stecken Verengungen der Arterien des Unterschenkels, manchmal auch der Becken- oder Oberschenkelgefäße. Patienten, die unter einer solchen arteriellen Verschlusskrankheit leiden, können aufgrund typischer Schmerzen größere Wegstrecken nur zurücklegen, wenn sie regelmäßig kleine Pausen machen. Die Durchblutung reicht einfach nicht mehr aus, um die

Muskulatur beim Gehen ausreichend mit Sauerstoff zu versorgen. Diese Gehpausen sind es auch, die der Erkrankung die volkstümliche Bezeichnung »Schaufensterkrankheit« eingebracht haben. Denn die Betroffenen erwecken den Eindruck, eingehend Auslagen zu studieren; in Wirklichkeit zwingen sie ihre Schmerzen zu regelmäßigen Pausen.

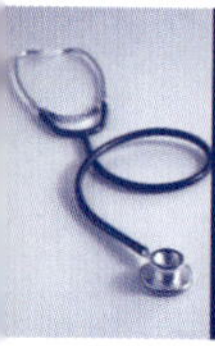

Haben sich Schäden an den großen Blutgefäßen eingestellt, raten viele Ärzte ihren Patienten, täglich 100 bis 300 mg Acetylsalicylsäure (z. B. Aspirin, ASS) einzunehmen.

Oft ist aber gerade bei Diabetikern das Schmerzempfinden gestört und sie bemerken gar nicht, dass ihr Bein Probleme macht. Wird nicht rechtzeitig eine entsprechende Therapie eingeleitet, um die Versorgung der Gewebe mit Sauerstoff und Nährstoffen wieder zu verbessern, kann es zu ernsthaften Schädigungen kommen.

Was die Gefäße belastet

Schon Diabetes für sich genommen lässt das Risiko für eine Gefäßverkalkung steigen. Kommen zu einem Diabetes aber noch weitere Risikofaktoren hinzu, steigt die Wahrscheinlichkeit, dass tatsächlich irgendwann eine Arteriosklerose auftritt. Wie Sie vielleicht schon vermuten, ist hier vom Rauchen die Rede. Doch nicht allein der blaue Dunst schadet den Gefäßen, auch Stress leistet hier seinen ungesunden Beitrag. Denn in beiden Fällen kommt es zu einer vermehrten Freisetzung von Stresshormonen wie beispielsweise Adrenalin.

Wenn Diabetes ins Auge geht

Während gegen die klassische Adernverkalkung keiner gefeit ist, gibt es eine Form der Gefäßveränderung, die hauptsächlich Diabetiker trifft: Die Mikroangiopathie, die Schädigung kleiner und kleinster Gefäße. Die Netzhaut unseres Auges (Retina) ist besonders anfällig für solche Veränderungen, die in der Fachsprache auch »diabetische Retinopathie« genannt werden. Wie ernst diese Störung an den winzigsten unserer Blutbahnen ist, belegt eine traurige Statistik: Die diabetische Retinopathie ist die häufigste Ursache von Erblindung bei Erwachsenen zwischen 20 und 74 Jahren! Hauptschuldiger ist, wie bei den Spätkomplikationen so oft, ein chronisch überhöhter Blutzucker. Auch sein gefährlicher Mitstreiter in Sachen Gefäße ist ein alter Bekannter: der hohe Blutdruck.

Die gute Nachricht ist, dass eine solche Netzhautveränderung bei einer Untersuchung mit dem Augenspiegel zeitig erkannt werden kann, weil sich schon früh typische Bilder zeigen. Regelmäßige Kontrollen durch den Augenarzt helfen, mögliche Schädigungen frühzeitig aufzudecken.

Zu einem späteren Zeitpunkt kommen oft noch kleine Fettablagerungen und Blutungen in der Netzhaut hinzu, die ebenfalls gut zu erkennen sind. Sehstörungen sind relativ selten anzutreffen. Aber nicht immer verläuft die Retinopathie so glimpflich. Manchmal kommt es zur Bildung neuer Blutgefäße (proliferative Retinopathie), die irgendwann zu Einblutungen in den Glaskörper des Auges führt. Bei Diabetikern, die an einer proliferativen Retinopathie leiden, ist das Augenlicht gefährdet.

Dank der modernen Medizin gibt es aber heute Möglichkeiten und Wege, Schäden an der Netzhaut zu behandeln. So können beispielsweise in einem ambulanten Eingriff mit einem Laser (gebündelte Lichtstrahlen) gefährdete Gefäße verödet werden, um Blutungen zu verhindern. Schwerwiegende Augenschäden können verhindert werden durch

- eine sorgfältige Blutzuckereinstellung,
- eine konsequente Blutdrucksenkung, auch bei geringfügig erhöhtem Blutdruck,
- regelmäßige, meist einmal jährliche, Untersuchungen des Augenhintergrundes,
- unmittelbare augenärztliche Kontrolle bei Veränderung des Sehvermögens (Verschwommensehen, Blitze etc.).

Wenn die Nierenfunktion nachlässt

Unsere Nieren sind geniale Filteranlagen – sie fischen Eiweiß-Abbauprodukte wie beispielsweise Kreatinin und Harnstoff aus dem Blut und scheiden sie mit dem Harn aus. Auch für die Regulation des Salz- und Flüssigkeitshaushalts sind sie zuständig. Nach langer Diabetes-Dauer kann es aber zu Veränderungen in diesem Filter- und Zirkulationssystem kommen und es wird Eiweiß über die Niere ausgeschieden. Oft weisen kleinste Mengen an einem speziellen Eiweiß (Albumin) im Urin schon Jahre vor einer ernsthaften Schädigung auf die Entwicklung einer diabetischen Nierenerkrankung (Nephropathie) hin. Entwickelt sich die Erkrankung unentdeckt weiter und die Nieren machen schlapp, droht die Notwendigkeit der Dialyse

(Blutwäsche). Deshalb ist es umso wichtiger, die beginnenden Veränderungen rechtzeitig aufzudecken.
Bei einer beginnenden diabetischen Nephropathie kann mit einer Ernährungsumstellung oft noch viel erreicht werden. So kann eine salzarme und eiweißreduzierte Kost helfen, die Nierenfunktion zu erhalten. Klar ist, wie bei allen anderen Spätkomplikationen auch, dass eine gute Diabeteseinstellung hier ein »Muss« ist.
Nierenschäden können verhindert werden durch

- eine gute Blutzuckereinstellung,
- strenge Blutdrucksenkung,
- Gewichtskontrolle.

Wenn Diabetes auf die Nerven geht

Bei vielen Diabetikern wirkt sich die Stoffwechselerkrankung tatsächlich auf die Nerven aus. Schuld daran ist eine schlechte Durchblutung des Nervengewebes und eine damit einhergehende Unterversorgung mit Nährstoffen. In der Folge klappt es mit der Befehlsweiterleitung in den Nervenbahnen nicht mehr optimal. Mediziner sprechen in diesem Fall von diabetischen Nervenstörungen, auch Neuropathien genannt.
Diabetische Nervenstörungen sind meist sehr unangenehm. Symptome können sein:

- unangenehmes Kribbeln der Extremitäten (»Ameisenlaufen«),
- Brennen der Fußsohlen,
- Überempfindlichkeit bei Berührung,
- Gefühlsverlust,

- vereinzelt Lähmungserscheinungen,
- Impotenz,
- Schielen oder Doppeltsehen,
- Magen-Darm-Funktionsstörungen,
- Blasenlähmung.

Bei diabetischen Nervenschädigungen ist die Optimierung des Stoffwechsels die bislang einzige wissenschaftlich akzeptierte Kausaltherapie. Die übrigen Beschwerden müssen meist symptomatisch behandelt werden, zum Beispiel mit Schmerzmitteln.
Übrigens sollten Diabetiker, die bereits an einer Neuropathie leiden, unbedingt auf Nikotin und Alkohol verzichten – beide Substanzen tun den ohnedies schon arg gebeutelten Nerven gar nicht gut.

Wenn die Füße gefühllos werden

Manchmal führt eines zum anderen – so sind Schädigungen an Gefäßen und Nerven oft auch maßgebliche Drahtzieher bei anderen Spätkomplikationen wie beispielsweise dem diabetischen Fußsyndrom. Wenn nämlich eine Arteriosklerose der Beinarterien mit einer diabetischen Nervenstörung zusammentrifft und zu allem Überfluss noch eine Infektion am Fuß hinzukommt, ist höchste Vorsicht geboten. Denn diese unglückliche Konstellation erhöht das Risiko für den »diabetischen Fuß« enorm.
Die Durchblutungsstörungen äußern sich durch Schmerzen, die beim Gehen, beispielsweise in der Wade, auftreten. Auch ständig kalte Füße können ein Indiz für eine mangelnde Versorgung mit Blut sein. Die

Nervenschädigung wiederum führt zu Missempfindungen in Beinen oder Zehen, auch ein Taubheitsgefühl an der Fußsohle kann eine Folge der Neuropathie sein. Das Fatale daran ist, dass in einem solchen Fall kleine Verletzungen an den Füßen über lange Zeit unbemerkt bleiben können. Ein weiteres Problem können durch Druck verursachte, geschwürähnliche Wunden bereiten, die nicht registriert werden. Schuld an solchen Geschwüren sind meist die falschen Schuhe – zu eng, zu spitz, zu schlecht angepasst. Meist beginnt so ein Geschwür ganz harmlos – eine Blase entsteht in der Hornhaut. Daraus entwickelt sich beim Diabetiker unter Umständen schnell eine bakterielle Infektion in den tieferen Gewebeschichten. Eine Antibiotika-Therapie ist hier dringend notwendig.

15 Tipps zur Vorbeugung von Fußverletzungen

1. Kaufen Sie nur bequeme Lederschuhe. Ihr Schuhwerk sollte auf keinen Fall zu eng sein, damit Druck- und Reibestellen gar nicht erst entstehen.
2. Bevor Sie Ihre Schuhe anziehen, sollten Sie immer überprüfen, ob sich eventuell Fremdkörper wie z. B. kleine Steinchen im Schuh befinden.
3. Wer unter orthopädischen Problemen leidet, sollte entsprechende orthopädische Schuhe oder Einlagen tragen.
4. Achten Sie beim Sockenkauf auf das Material. Ein hoher Naturfasergehalt ist hier optimal. Socken dürfen am Bund nicht einschnüren und sollten täglich gewechselt werden.
5. Laufen Sie nicht barfuß. Es besteht die Gefahr einer Verletzung durch Steine, Dornen oder Glassplitter. Man kann sich in Hallenbädern oder auch Hotelzimmern schnell einen Fußpilz holen.

6. Zehennägel müssen so geschnitten werden, dass sie nicht einwachsen und sich entzünden können. Auch mit der Hautschere sollten Sie gerade an Ihren Füßen sehr sparsam arbeiten, da die Verletzungsgefahr groß ist. Sollten Sie eine professionelle Pediküre vornehmen lassen, informieren Sie die Fußpflegerin über Ihren Diabetes.
7. »Operieren« Sie nie selbst an Hühneraugen herum. Ein etwas zu tiefer Schnitt kann hier fatale Folgen haben.
8. Wenn Sie ein Fußbad machen, überprüfen Sie stets die Temperatur. Unter Umständen ist das Wasser zu heiß und Sie bemerken es, falls Sie bereits eine leichte Nervenschädigung haben, zu spät.
9. Fußbäder sollten prinzipiell nicht zu ausgedehnt sein. Die Haut weicht sonst auf und wird damit verletzlicher. Verzichten Sie auf Zusätze; diese können die Haut an den Füßen reizen.
10. Tupfen Sie Ihre Füße immer sorgfältig trocken (nicht reiben!), vor allem in den Zehenzwischenräumen.
11. Benutzen Sie sehr weiche Handtücher, um Ihre Füße zu trocknen.
12. Halten Sie die Haut Ihrer Füße geschmeidig. Regelmäßiges Cremen ist hier empfehlenswert.
13. Achtung bei Wärmflaschen! Sorgen Sie unbedingt dafür, dass die Temperatur auf einem »fußverträglichen« Niveau liegt.
14. Untersuchen Sie Ihre Füße regelmäßig. Benutzen Sie dazu einen Spiegel, wenn Sie nicht mehr so gut an Ihre Füße kommen.
15. Egal, wie groß oder klein eine Wunde am Fuß ist – suchen Sie Ihren Arzt auf, damit von Anbeginn an die richtigen Schritte unternommen werden.

Wenn die Sexualität leidet

Eines der schwierigsten Themen in Zusammenhang mit diabetischen Folgeerkrankungen betrifft die Männer: Impotenz beziehungsweise Erektionsstörungen als Folge von Durchblutungsstörungen. Obwohl die Lebensqualität erheblich leidet, wird die Problematik von den Betroffenen oft nicht thematisiert. Dabei ist die seelische Belastung enorm. Diabetiker, die an Erektionsstörungen leiden, fühlen sich oft in doppelter Hinsicht eingeschränkt: Zum einen müssen sie mit ihrer chronischen Erkrankung leben, zum anderen erleiden sie dann auch noch den Verlust ihrer Potenz und damit einer erfüllten Sexualität. Aus Scham wird geschwiegen – wer redet schon gerne über Erektionsstörungen?
Doch Diabetiker stehen dem Problem nicht machtlos gegenüber. So kann beispielsweise Viagra helfen, mittels verstärkter Durchblutung des Penis die Erektionsstörung zu überwinden. Ein beratendes Gespräch mit dem Arzt ist hier wichtig, da das Medikament in manchen Fällen nicht angewendet werden darf. Andere Möglichkeiten sind der Einsatz von Vakuumpumpen und das Einspritzen bestimmter Substanzen in den Schwellkörper des Penis. Das klingt schlimmer als es ist – Patienten können solche Injektionen selbst durchführen, die Technik ist leicht zu erlernen.

Den Alltag meistern

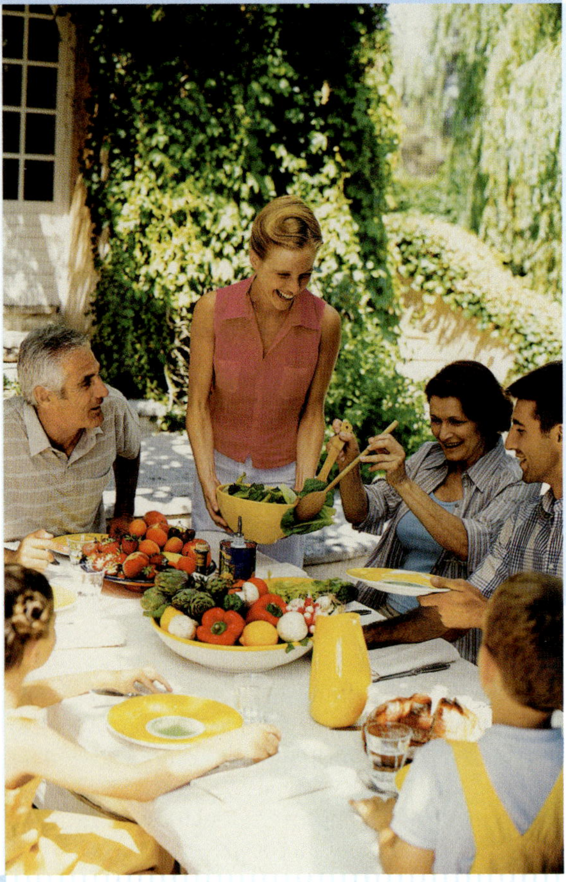

Wissen stärkt das Selbstbewusstsein

Menschen, die nicht selbst an Diabetes leiden, können nur schwer ermessen, was es bedeutet, mit einer chronischen Stoffwechselerkrankung zu leben. Gerade neu diagnostizierte Typ-2-Diabetiker sehen sich oft mit massiven Veränderungen ihres bisherigen Lebensstils konfrontiert. Sie sollen ihre Krankheit managen, gesünder, vielleicht auch weniger essen, sich mehr bewegen und, und, und ... Verständlich, dass hier so manchem der Angstschweiß auf der Stirn steht und die Frage laut wird, ob das alles zu schaffen ist. – Es ist! Wenn der Betroffene lernt, seine Krankheit zu akzeptieren und für sich die richtige Motivationsstrategie zu finden. Eine exzellente Starthilfe ist hier beispielsweise eine strukturierte Diabetikerschulung. Hier lernen Diabetiker alles, was sie brauchen, um ihr Leben mit der Erkrankung zu meistern – ohne dass dabei die Lebensqualität auf der Strecke bleibt!

Auf Ihre Einstellung kommt es an

Informieren Sie sich so umfangreich wie möglich über Ihre Erkrankung – auch über die Diabetikerschulung hinaus. Denn die Gewissheit, mit Ihrer Erkrankung richtig und sicher umgehen zu können, steigert das Selbstbewusstsein und macht Sie stark! Zu den ganz großen Siegern zählen Sie, wenn Sie es schaffen, Ihre Krankheit als Chance anzuerkennen, Ihr Leben von nun an gesünder zu gestalten.

Wissen stärkt das Selbstbewusstsein

Gerade zu Beginn, wenn die Diagnose Typ-2-Diabetes gestellt wird, neigen viele dazu, die Erkrankung erst einmal zu verleugnen. Verständlich, aber leider die denkbar schlechteste Strategie. Menschen mit Diabetes müssen lernen, die Krankheit zu akzeptieren und als einen Bestandteil ihres Lebens anzuerkennen. Das ist natürlich leichter gesagt als getan. Denn die Therapie, egal ob Ernährungsumstellung, mehr Bewegung, die Einnahme von Tabletten oder das Spritzen von Insulin, erfordert von Ihnen tagtägliche Bemühungen, sich selbst um Ihren Diabetes zu kümmern. Das Ziel ist klar: Ihre Gesundheit und Ihre Lebensenergie sollen voll erhalten bleiben. Gleichzeitig ist der Umgang mit dem Diabetes auch immer ein Balanceakt. Wichtig ist, hier die »goldene Mitte« zu finden – die Krankheit zum Mittelpunkt des Lebens zu machen ist genau so schlecht, wie sie vollständig zu verleugnen. Ihre Maxime sollte sein: Ich nehme meinen Diabetes ernst, aber ich lasse mir nicht ausschließlich von ihm mein Leben diktieren. Es kommt eben auf Ihre Einstellung an.

Setzen Sie sich positive Ziele!

Eigentlich müsste man annehmen, dass eine stabile Gesundheit und ein unbeschwertes Leben trotz Diabetes wichtige Ziele für die meisten Betroffenen sind. Und eigentlich könnte man auch glauben, dass so wichtige Ziele für die Menschen Grund genug sind, viel dafür zu tun, um sie auch zu erreichen. Die erstaunliche Wahrheit aber ist: Niemand möchte zwar unter seinem Diabetes und den Folgen leiden, aber jetzt sein Leben deshalb umkrempeln...? Lange sind die Ärzte davon ausgegangen, dass sie ihre Patienten nur intensiv genug mit den Schreckensbildern diabetischer Folgeerkrankungen konfrontieren müssen,

um sie zu einer besseren Blutzuckereinstellung zu motivieren. Natürlich wäre es »vernünftig«, das Risiko von Spätschäden durch eine kontinuierlich gute Diabetes-Einstellung auf ein Minimum zu reduzieren. Aber der Mensch wird eben nur zu einem Bruchteil von der Vernunft gesteuert. Würden sonst Chirurgen, die tagtäglich die fatalen Folgen des Rauchens zu Gesicht bekommen, noch zur Zigarette greifen? Oder Menschen, die ohnedies schon einige Pfunde zu viel auf die Waage bringen und um ihren hohen Cholesterinspiegel wissen, mit Leidenschaft Kuchenstücke mit Sahne bestellen?
Trotz besseren Wissens um die Folgen unserer Handlungen lassen wir die Dinge eben manchmal schleifen. Das ist einfach so – das ist menschlich. Es liegt also weniger am Wissen um die Risiken als vielmehr an der inneren Bereitschaft, tatsächlich etwas dafür zu tun, um diese »Bedrohungen« zu minimieren. Schreckensvisionen und Angst sind hier aber schlechte Ratgeber. Sie sollen ja nicht gegen Ihren Diabetes ankämpfen, sondern sich für etwas Positives anstrengen. Das Geheimnis lautet: Positive Motivation! Suchen und finden Sie Ziele, für die es sich Ihrer Meinung nach lohnt, sich zu bemühen. Denken Sie darüber nach, warum Sie Ihren Diabetes verbessern wollen. Sind Sie vielleicht Typ-2-Diabetiker, der seine Blutzuckerwerte noch mit Ernährungsumstellung und Bewegung in den Griff bekommen kann? Dann könnte es für Sie ein positives Ziel sein, Ihre Erkrankung wieder vollständig zurückzudrängen. Oder haben Sie festgestellt, dass Sie in letzter Zeit etwas träge geworden sind? Treppensteigen Sie in eine »schnaufende Dampflok« verwandelt? Körperlich wieder fit zu werden, kann eine großartige positive Motivation sein und Ihnen so ganz nebenbei zu besseren Blutzuckerwerten verhelfen.

Wissen stärkt das Selbstbewusstsein

Warum wollen Sie eigentlich abnehmen? Weil Ihr Arzt es Ihnen mit ernster Mine angeraten hat? Vielleicht finden Sie ja einen wesentlich besseren Grund, wenn Sie einmal darüber nachdenken. Klemmt der hübsche Rock, den Sie sich letztes Jahr geleistet haben? Ein paar Pfunde weniger, und schon können Sie das Lieblingsstück wieder ausführen. Stellen Sie sich einfach vor, wie viele Komplimente Sie bekommen werden, und sozusagen fast im Vorbeigehen reduzieren Sie gleichzeitig die Insulinresistenz. Sie werden sehen, es ist leichter, am Ball zu bleiben, wenn die Motivation stimmt. Und die muss immer positiv sein!

Drei wichtige Punkte für positive Motivation

1. Verknüpfen Sie Ihr Ziel mit einem konkreten Bild und einem positiven Gefühl. Stellen Sie sich beispielsweise den bewundernden Blick Ihres Partners vor, wenn Sie abgespeckt haben. Oder wie Sie stolz im Spiegel Ihr neues, schlankeres »Profil« betrachten werden. Solche Visualisierungen helfen viel mehr beim Durchhalten als das abstrakte Vorhaben, ein paar Kilos abzunehmen.
2. Stecken Sie sich erreichbare und konkrete Ziele. Nehmen Sie sich nicht zu viel auf einmal vor. Lieber in kleinen Schritten zum großen Erfolg. Vielleicht zuerst einmal zwei Kilo, und, wenn das gelungen ist, noch mal zwei. Falls Sie nicht sicher sind, welche Ziele für Sie richtig und auch realisierbar sind, sprechen Sie mit Ihrem Arzt, Ernährungsberater oder Sporttrainer.
3. Suchen Sie sich Verbündete. Gemeinsam geht vieles leichter. Wenn Sie mit einer Sportart anfangen wollen, suchen Sie sich eine entsprechende Sport-

gruppe. Der Vorteil daran ist, dass meist an festen Terminen trainiert wird und Ihnen eine Absage sehr viel schwerer fallen wird. Fadenscheinige Ausreden wie »das Wetter ist nicht so toll« werden seltener.

Der innere Schweinehund

Warum ist es eigentlich so schwierig, den »inneren Schweinehund« zu überlisten? Und warum geraten gute Vorsätze immer so schnell in Vergessenheit? Im Prinzip wissen wir alle, was zu einer gesunden Ernährung gehört oder warum Sport uns gut tut. Meist bleibt es aber bei der Theorie ...

Verhaltensänderungen klappen nur, wenn der Mensch motiviert ist. Wer in seinem Leben etwas verändern möchte, muss sich darauf gefasst machen, dass der Weg dorthin holprig ist. Machen Sie sich einfach von Anfang an klar, dass Rückfälle nicht nur möglich, sondern sogar sehr wahrscheinlich sind. So gewappnet, wirft Sie nichts mehr so schnell aus der Bahn. Denn nur, weil Ihr HbA1c einmal nicht das Soll erfüllt hat, dürfen Sie nicht aufstecken.

Oder lassen Sie sich nicht entmutigen, wenn der Zeiger der Waage nicht so weit nach links gewandert ist, wie Sie sich das vorgenommen haben. Dann versuchen Sie einfach, vorerst Ihr Gewicht zu halten und starten später einen neuen Versuch. Eines sollte nämlich nicht passieren: dass Sie wegen eines Rückschlages aufgeben. »Es hat sowieso keinen Sinn« ist die falsche Einstellung, wenn Sie mit dem »Schweinehund« ringen.

Wenn die Motivation nachlässt

Es ist ganz normal, dass bei Dingen, die uns eine lange Zeit beschäftigen und um die wir uns kontinuierlich kümmern müssen, die Motivation irgendwann nachlässt. Das ist kein Grund zur Beunruhigung. Gedanken machen sollten Sie sich aber, wenn solche Phasen im Rahmen Ihrer Diabetestherapie immer häufiger auftreten. Dann ist es an der Zeit, das Problem aktiv anzupacken. Versuchen Sie, herauszufinden, was für Ihre Motivationsprobleme verantwortlich sein könnte. Wenn Sie allerdings zum x-ten Mal an demselben Vorhaben scheitern, sollten Sie einmal die Strategie, mit der Sie an das entsprechende Thema herangehen, überdenken. Wer schon zum hundertsten Male mit dem Joggen beginnt, um seinem Körper etwas Gutes zu tun, und immer wieder aufhört, hat vermutlich einfach

Motivationsprobleme – Fragen nach den Ursachen

- Kann ich meinen Diabetes akzeptieren?
- Nehme ich mir genügend Zeit für den Umgang mit meiner Erkrankung?
- Fühle ich mich beim Management meiner Erkrankung unsicher? Sollte ich noch einmal eine Diabetes-Schulung machen?
- Werde ich bei meiner Therapie ausreichend (von meinem Arzt, meinem Ernährungsberater, meiner Familie) unterstützt?
- Erschwert mir etwas meine Therapie/den Umgang mit meinem Diabetes?
- Habe ich den roten Faden in meinem Leben etwa verloren?

Auch zu ehrgeizige Ziele können hinter einem Motivationsproblem stecken. Denn wer die Messlatte sehr hoch hängt, wird seltener Erfolgserlebnisse, aber dafür umso häufiger Misserfolge erzielen. Diabetes ist nun einmal eine Stoffwechselerkrankung, die nicht bis ins letzte Detail kalkuliert werden kann. Manchmal schwanken Blutzuckerwerte einfach, ohne dass ein

Grund dafür erkennbar ist. Schrauben Sie Ihre Ansprüche nicht so hoch, dass Sie glauben, Sie müssten jede einzelne Blutzuckerschwankung logisch nachvollziehen können. Schaffen Sie es nicht, sich nach einiger Zeit aus Ihrem Motivationstief zu befreien, sollten Sie sich vielleicht nach einem kompetenten Gesprächspartner, der Ihnen hier weiterhelfen kann, umsehen. Ob das Ihr betreuender Arzt oder vielleicht ein Psychologe ist, bleibt dabei ganz Ihnen überlassen.

keinen Spaß an dieser Sportart. Vielleicht wäre hier Radfahren die bessere Alternative. Und wenn Sie einfach kein Sportler sind, dann versuchen Sie alternativ, Bewegungseinheiten in Ihren Alltag einzubauen. Vielleicht mögen Sie den Hund der Nachbarn? Dann führen Sie ihn doch regelmäßig Gassi. Oder haben Sie einen Enkel, der es liebt, durch den Wald zu streifen? Warum machen Sie nicht einfach öfter gemeinsam einen kleinen Abenteuerspaziergang?

Diabetes und die Familie

Diabetes betrifft alle Familienmitglieder. Schließlich bedeutet die Diagnose Typ-2-Diabetes meist eine Veränderung des Lebensstils: veränderte Ernährungsgewohnheiten, regelmäßige körperliche Aktivität oder auch das Aufgeben eines »Lasters« wie beispielsweise das Rauchen. Solche Veränderungen gehen nicht spurlos an einem Familienleben, das oft aus vielen über die Jahre entwickelten Abläufen besteht, vorbei. Deshalb beeinflusst der Diabetes nicht nur den Diabetiker selbst, sondern auch Partnerschaft, Familie und andere soziale Beziehungen.

Auf lange Sicht kann eine Diabetes-Therapie nur erfolgreich sein, wenn die Bewältigung der Stoffwechselstörung eine Art »Gemeinschaftsaufgabe« aller ist – Diabetiker, Familienmitglieder und Freunde müssen an einem Strang ziehen.
Wie wichtig die Unterstützung durch ein intaktes, soziales Umfeld für eine erfolgreiche Diabetes-Therapie ist, zeigt eine Reihe wissenschaftlicher Untersuchungen. Diese konnten belegen, dass konkrete Werte wie beispielsweise der Blutzuckerspiegel auch davon abhängen, ob der Diabetiker eine befriedigende Unterstützung durch Partner, Familie oder Freunde erfährt. Betroffene, die mit ihrer Erkrankung nicht so gut zurecht kommen und eine weniger optimale Stoffwechseleinstellung haben, berichten oft von mangelnder Unterstützung oder einem fehlenden sozialen Umfeld.

Schreckgespenst Spätkomplikationen

Schon sehr früh, meist bei der Erstdiagnose, werden Diabetiker mit dem Thema Folgeerkrankungen konfrontiert. Erreicht werden soll damit, dass dem Diabetiker möglichst von Anfang an klar ist, warum es wichtig und sinnvoll ist, eine gute Blutzuckereinstellung anzustreben. Zusammenhänge zwischen einer schlechten Stoffwechsellage und der Entstehung von Spätkomplikationen werden erklärt, Wahrscheinlichkeiten aufgezeigt, Statistiken hervorgezaubert. Doch mittlerweile zeigt sich, dass manchen Menschen der Gedanke an die potenziellen Gefahren enorme Angst einjagt. Sie fühlen sich dadurch regelrecht gelähmt oder verdrängen die Gedanken an mögliche Spätkomplikationen einfach,

weil sie momentan keinen Weg finden, mit ihrer Erkrankung auch psychisch klar zu kommen.
Hier ist das Gespräch mit dem behandelnden Arzt oder mit dem betreuenden Diabetes-Team angezeigt. Es geht dabei weniger um die Angst – es ist völlig in Ordnung, Angst zu haben, sie ist eine normale Reaktion auf etwas, das uns »bedroht«. Wichtig ist hier vielmehr, eine Ausgangsbasis zu schaffen, die es dem Betroffenen ermöglicht, besser mit seiner Erkrankung zu leben, vielleicht das »innere Bild« von der Bedrohlichkeit wieder etwas gerade zu rücken. Viele Patienten vergessen in solchen »ängstlichen Phasen« nämlich, dass die Aussagen über Folgeerkrankungen auf Wahrscheinlichkeiten basieren. Niemand kann ganz genau sagen, ob oder auch wann sie auftreten. Auch stellen sich Spätkomplikationen nicht »plötzlich«, quasi über Nacht, ein. Regelmäßige Kontrolluntersuchungen von Augen, Nieren, Nerven und Gefäßen können beginnende Folgeerkrankungen aufdecken und ein frühzeitiges Eingreifen möglich machen.
Dennoch sollte sich niemand so sehr einschüchtern lassen, dass die Angst übermächtig und die Lebensfreude beeinträchtigt wird. Hilfe bieten hier betreuende Ärzte oder auch Psychologen, die sich auf die Beratung von Diabetikern spezialisiert haben.

Gemeinsam stark

Der Deutsche Diabetiker Bund (DDB) ist die größte Selbsthilfeorganisation für Diabetiker in Deutschland. Die Adresse der Bundesgeschäftsstelle lautet:
Deutsche Diabetiker Bund e.V.,
Goethestr. 27, 34119 Kassel
Telefon: 0561/7034770; Fax: 0561/7034771
Homepage: www.diabetikerbund.de

Die richtige Ernährung

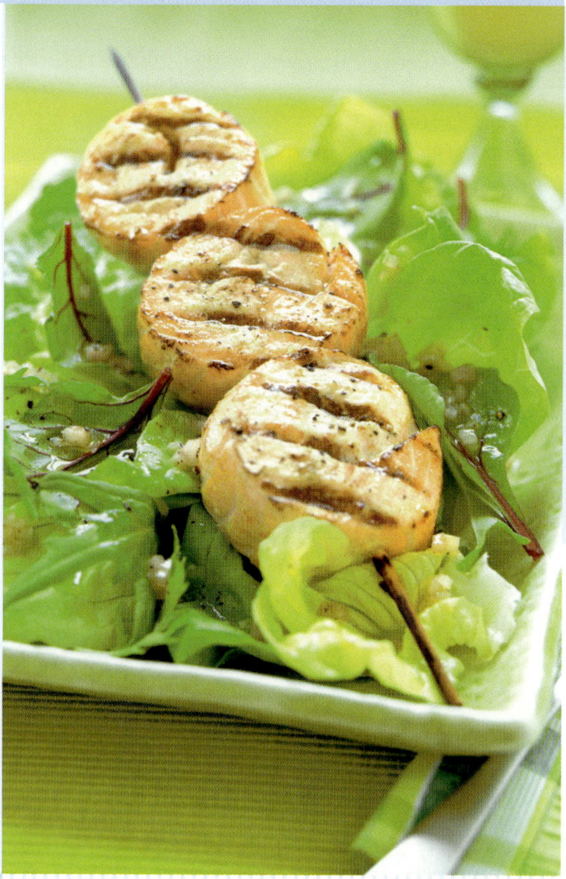

Der Geist ist willig ...

Genau genommen ist eine diabetesgerechte Kost nichts anderes als eine gesunde Ernährung. Vorbei die Zeiten, als es noch wenig verheißungsvoll hieß: »Diabetes-Diät«. Stand bis in die 80er Jahre ein kohlenhydratarmer Speiseplan auf der Tagesordnung eines jeden Diabetikers, heißt es heute für alle, gesund und ausgewogen zu essen.
Wenn es um das gesunde Essen geht, unterscheiden sich Diabetiker und Nicht-Diabetiker nur unwesentlich. Die Vorsätze, weniger Schweinebraten und Schokolade zu essen, dafür Obst und Gemüse mehr Platz auf dem Speiseplan einzuräumen finden sich hier wie dort. Doch der Geist ist willig, das Fleisch manchmal leider schwach ... Noch schwieriger wird es gar, wenn auch noch Pfunde purzeln sollen.

Kalorien und Broteinheiten

Die meisten Typ-2-Diabetiker bringen ein paar Pfunde zu viel auf die Waage – mit ein Grund, warum es mit dem Stoffwechsel nicht mehr so klappt. Für sie ist natürlich einerseits die Ernährungsumstellung wichtig, gleichzeitig sollte dabei auch die eine oder andere Kalorie gespart werden, damit die Hose wieder passt und der Blutzucker in einen gesunden Bereich sinkt. Deshalb berechnen Typ-2-Diabetiker, die kein Insulin spritzen, Kalorien und nicht Broteinheiten. Umgekehrt gilt natürlich: Sind Sie insulinpflichtiger

Diabetiker, müssen Broteinheiten bei der Ernährung berücksichtigt werden.

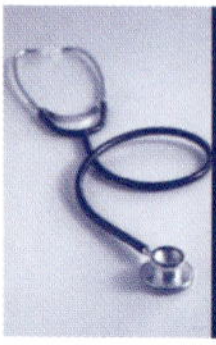

Eine Broteinheit (BE) entspricht 10 bis 12 g Kohlenhydraten. 1 BE steckt zum Beispiel in einem halben normalen Brötchen.

Ein lebenswertes Gleichgewicht zwischen gesunder Ernährung und Genuss zu finden, ist leichter, als Sie denken. Mit ein paar einfachen Grundregeln und Basiswissen um die verschiedenen Nährstoffe werden auch Sie erleben, dass gesundes, leichtes Essen für jeden machbar ist. Und damit bekämpfen Sie nicht nur Ihre Insulinresistenz, sondern legen auch gleichzeitig Übeltätern wie einer Fettstoffwechselstörung und einem hohen Blutdruck das Handwerk.

Die Erfahrung hat gezeigt, dass allzu verbissenes Kalorienzählen meist wenig Erfolg bringt. Natürlich sollte jeder, der abnehmen möchte oder soll, ungefähr wissen, für welche Lebensmittel es grünes Licht gibt und welche besser nur in ganz kleinen Mengen auf den Teller kommen. Die Hauptsache ist aber, dass Sie ein Gefühl dafür entwickeln, was Ihrem Körper mehr oder weniger gut tut, wo Kalorienbomben lauern und welche Lebensmittel Leichtgewichte sind. Der wichtigste Schritt auf dem Weg zum Wunschgewicht ist, gemeinsam mit Ihrem Diabetes-Team eine Ernährungsform zu finden, die

- Sie auch durchhalten können,
- alle Nährstoffe enthält, die Sie brauchen,
- weniger Kalorien enthält als Ihre bisherige Kost (!),
- Ihnen schmeckt.

Was unser Körper braucht

Die Nahrung liefert unserem Körper alle Stoffe, die er für sein Wachstum, die Aufrechterhaltung aller körperlichen und geistigen Funktionen und für die Regulation der Körpertemperatur braucht. Deshalb ist eine ausgewogene Ernährung wichtig, um gesund und leistungsfähig zu bleiben. Für Diabetiker wurden von der Deutschen Diabetes Gesellschaft und der Gesellschaft für Ernährungsmedizin und Diätetik Richtlinien für eine diabetesgerechte Ernährung entwickelt, die wie folgt zusammengefasst werden können: Sie ist reich an Ballaststoffen, setzt auf die richtigen Fette und Eiweiße und enthält ausreichend Vitamine und Mineralstoffe. Also kurz gesagt: Sie ist gesund und abwechslungsreich.

Damit der Körper fit und gesund bleibt, ist neben der Abwechslung auch die richtige Zusammensetzung der Kost ein wichtiger Aspekt. An vorderster Front stehen hier die Kohlenhydrate. 50 bis 55 Prozent unserer Ernährung sollten wir mit kohlenhydrathaltigen Lebensmitteln bestreiten, idealerweise mit ballaststoffreichen Produkten wie Vollkornbrot, Hülsenfrüchte, Vollkornreis, Kartoffeln und Vollkornnudeln. Diese satt machenden Kraftpakete sollten am besten täglich auf den Tisch kommen. Ein weiterer Spitzenreiter in Sachen gesunder Ernährung ist Gemüse. Das Angebot an den frischen »Fitmachern« ist so vielfältig wie ihre Zubereitungsmöglichkeiten.

Etwas sparsamer sollten Sie schon mit Eiweiß (Protein) umgehen. (Mageres) Fleisch, fettarme Wurst, Fisch und Eier zählen zu jener Gruppe, die nicht täglich und vor allem abwechselnd auf dem Speiseplan stehen sollten. Ihr Anteil an der Ernährung soll nicht mehr als 10 bis 15 Prozent betragen. Auch Milchprodukte fallen

unter die Kategorie »Eiweiß«. Sie sind unentbehrlich, da sie wichtige Kalzium-, Protein- und Vitamin-B_2-Lieferanten sind. Dennoch ist der Fettgehalt so manch eines Milchproduktes nicht zu unterschätzen. Deshalb: Regelmäßig genießen, aber dabei immer den Fettgehalt im Auge behalten!
Die letzte Gruppe machen pflanzliche Öl und Fette sowie tierische Nahrungsfette wie beispielsweise Butter aus. Auch wenn der Anteil von 30 bis 35 Prozent, den Fett in unserer Ernährung ausmachen darf, nach viel klingt – lassen Sie sich hier nicht täuschen. Denn die versteckten Fette in Lebensmittel sorgen oft dafür, dass dieser gesunde Wert deutlich überschritten wird.
Maßvoller Umgang und die richtige Wahl ist bei Fetten also das oberste Gebot. Und das gilt nicht nur für das zu dick bestrichene Butterbrot. Auch bei der Zubereitung von Speisen sollte man sparsam mit Fett umgehen. Wenn schon Fett, dann am besten in Form von Pflanzenölen, denn sie stecken voller gesunder, ungesättigter Fettsäuren und sind Träger fettlöslicher Vitamine.

Die Basis unserer Ernährung

Kohlenhydrate, Eiweiß und Fett sind die drei großen Nährstoffgruppen, die der menschliche Körper benötigt, um seine Lebensfunktionen aufrecht zu erhalten. Ob als unmittelbare Energiequelle, als Zellbaustein oder als Speicherstoff, die Aufgaben, die jeder einzelne dieser Nährstoffe im Körper zu erfüllen hat, sind vielfältig. Für ihre optimale Verwertung sind Vitamine, Mineralstoffe und Spurenelemente unentbehrlich. Letztendlich kann unser Körper nur dann reibungslos funktionieren, wenn alle Nährstoffe in ausreichenden Mengen vorhanden sind und harmonisch zusammenspielen.

Kohlenhydrate – Treibstoff für die Zellen

Kohlenhydrate sind mehr als nur Pasta und Brötchen. Hinter dem Begriff verbirgt sich eine ganze Reihe alter Bekannter. So zählen beispielsweise Zucker wie Trauben- (Glucose), Frucht- (Fructose), Haushalts- (Saccharose), Milch- (Lactose) und Malzzucker (Maltose) sowie Stärke zu dieser Gruppe. Ihnen allen gemeinsam ist, dass sie aus den Bausteinen Kohlenstoff, Wasserstoff und Sauerstoff bestehen. Je nach Anzahl der »Zuckermoleküle« werden unterschieden: Einfachzucker (z.B. Traubenzucker), Zweifachzucker (z.B. Haushaltszucker) oder Vielfachzucker (z.B. Stärke, Ballaststoffe), die auch komplexe Kohlenhydrate genannt werden. Das heißt, ein Zweifachzucker besteht aus zwei, ein Vielfachzucker aus vielen Einzelzuckern.

Ballaststoffe verlangsamen die Zuckeraufnahme

Zwar werden sie den Kohlenhydraten zugeordnet, liefern aber so gut wie keine Kalorien und erhöhen den Blutzuckerspiegel nicht, ganz im Gegenteil: Ballaststoffe können die Zuckeraufnahme sogar verlangsamen und sich damit in doppelter Hinsicht positiv auf den Blutzuckerspiegel auswirken. Es gibt aber noch andere gute Gründe, Lebensmittel mit einem hohen Anteil an diesen Nahrungsfasern zu essen: Sie machen lange satt, senken den Cholesterinspiegel und beugen Verstopfung vor.

Ballaststoffe sind die unverdaulichen Pflanzenzellwände von Getreide, Gemüse oder Obst. Sie werden in zwei Hauptformen unterteilt: wasserlösliche, wie Pektine aus Quitten und Äpfeln, und nichtwasserlösliche, wie beispielsweise Zellulose und Weizenkleie.
Hier eine kleine Auswahl an ballaststoffreichen Lebensmitteln

Lebensmittel (100 g)	**Ballaststoffgehalt in g**
Weizenkleie	45,5
Bohnen, weiß, getrocknet	17,0
Bohnen, dick, getrocknet	12,0
Kichererbsen, getrocknet	11,9
Erdnüsse, geröstet	11,4
Linsen, getrocknet	10,6
Weizenvollkornmehl	10,0
Vollkornbrot	8,5
Sonnenblumenkerne	6,3
Roggenbrot	5,5
Haferflocken	5,4

Wer also Obst, Gemüse, Salate, Beerenobst, Vollkornbrot und Vollkornprodukte regelmäßig in seinen Speiseplan einbaut, tut seinem Blutzuckerspiegel viel Gutes.
Übrigens: 1 g Kohlenhydrate liefert 4 kcal.

Kohlenhydrate erhöhen, im Gegensatz zu Eiweiß und Fett, den Blutzucker direkt. Sie müssen, damit sie ins Blut aufgenommen werden und dem Körper als »Treibstoff« dienen können, bei der Verdauung in Einzelzucker zerlegt werden. Da Stärke und Ballaststoffe aus vielen Zuckermolekülen bestehen und der Körper mehr Zeit benötigt, sie in verwertbare Einzelzucker zu zerlegen, erhöhen sie den Blutzucker nur langsam.

Wer Lebensmittel mit einem hohen Ballaststoffgehalt isst, sollte unbedingt ausreichend trinken – die Fasern benötigen die Flüssigkeit zum Aufquellen.

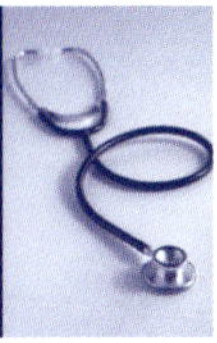

Deshalb sollten solche günstigen Kohlenhydrate den Löwenanteil in einer diabetesgerechten Ernährung ausmachen. Ein positiver Nebeneffekt: Sie machen länger satt! Traubenzucker (Glucose) hingegen ist ein Einfachzucker, der gar nicht erst im Darm zerlegt werden muss und deshalb sehr rasch vom Körper aufgenommen werden kann. Der Blutzucker steigt schnell an – das erklärt auch, warum bei einer drohenden Unterzuckerung Traubenzucker gegessen werden sollte.

Der glykämische Index

Kohlenhydrate sind schon lange nicht mehr die bösen Buben in der Diabetiker-Ernährung. Waren sie früher tabu, so sind sich die Wissenschaftler heute einig, dass es vielmehr auf die richtige Auswahl ankommt.

Kohlenhydrate lassen den Blutzuckerspiegel ansteigen, weil sie im Körper zu Zucker abgebaut werden. Und das ist wichtig, schließlich ist Zucker der Treibstoff für die Körperzellen. Doch kohlenhydrathaltige Mahlzeiten können sich ganz wesentlich unterscheiden – denn je nach Zusammensetzung lassen sie den Glucosespiegel unterschiedlich stark ansteigen. Diese Wirkung auf den Blutzuckeranstieg wird als glykämischer Index gemessen. Je höher der glykämische Index, umso schneller ist die Blutzuckersteigerung. Nahrungsmittel haben vor allem dann einen niedrigen, also günstigen, glykämischen Index, wenn sie reich an Ballaststoffen sind. Prinzipiell gilt: Nahrungsmittel, die einen Index über 50 % aufweisen, sind in der Diabetiker-Ernährung eher als ungünstig, jene mit einem Wert unter 50 % als sehr günstig einzustufen. Hier einige Beispiele für den glykämischen Index von Nahrungsmitteln:

Nahrungsmittel	**glykämischer Index**
Glucose	100 %
Baguette	95 %
Bier	74 %
Weißbrot	73 %
Spaghetti	64 %
Vollkornbrot	63 %
Kartoffeln	49 %
Weintrauben	45 %
Buttermilch	35 %
Vollmilchjoghurt	27 %
Fruchtzucker	21 %
Erdnüsse	12 %

Auch Kohlenhydrate werden, wie Fett, vom menschlichen Körper als Energiereserve gespeichert, und zwar in Form von Glykogen. Die »Speicher« für Glykogen sind Muskeln und Leber. Im Gegensatz zu Fett machen diese Energiedepots aber nicht dick.

Proteine – Bausteine für die Zellen

Protein – dieses Wort bedeutet im Griechischen so viel wie »das Wichtigste«. Schon früh wussten die Menschen also, wie lebensnotwendig diese Bausteine sind. Denn egal, ob Muskel, Gehirn oder andere Gewebe – alle Zellen des menschlichen Körpers sind aus Eiweißen aufgebaut. Dabei können sich bis zu 5000 unterschied-liche

Proteine in einer einzigen Zelle befinden. Und das ist noch nicht alles. Viele Hormone, wie beispielsweise das Insulin, sowie Enzyme bestehen aus Proteinen; ohne sie würde unser Stoffwechsel nicht funktionieren. Auch bei der körpereigenen Immunabwehr oder als Transportvehikel im Blut sind sie unentbehrlich.
Ähnlich wie mit den Kohlenhydraten kann unser Körper aber mit den Proteinen in unserer Nahrung wenig anfangen. Auch Eiweiße müssen erst verdaut, also in Einzelbausteine zerlegt werden, damit sie genutzt werden können.
Die Einzelbausteine der Proteine sind die Aminosäuren, die ihrerseits wieder aus Kohlenstoff, Stickstoff, Sauerstoff und Wasserstoff gebildet werden. Insgesamt sind es 20 verschiedene Aminosäuren, die diese große Vielfalt an unterschiedlichen Proteinen hervorbringen. Zwölf dieser Aminosäuren kann der Körper selbst aus Nahrungsbestandteilen aufbauen, die übrigen müssen immer mit der Nahrung aufgenommen werden. Sie werden deshalb als »essenzielle«, als lebenswichtige Aminosäuren bezeichnet.
Mit 4 kcal Energie pro g ist Eiweiß, im Gegensatz zu Fett (9 kcal), ein richtiges »Leichtgewicht«. Es wird nach seiner Herkunft in tierisch und pflanzlich eingeteilt. Während tierisches Eiweiß, wie der Name sagt, vorwiegend in Produkten tierischen Ursprungs zu finden ist (Käse, Milch, Eier, Fleisch), steckt pflanzliches Eiweiß hauptsächlich in Getreideprodukten, Kartoffeln, Hülsenfrüchten und Sojaprodukten. Tierisches Eiweiß ist ein wichtiger und qualitativ hochwertiger Nährstoff – allerdings sollten die Produkte wegen ihres Fettgehaltes eher zurückhaltend konsumiert werden. Um den Fettanteil zu reduzieren, sollten gerade Diabetiker, die ein Auge auf ihr Gewicht haben müssen, fettarme Milchprodukte (z. B. Magermilch, Magerkäse)

und mageres Fleisch bevorzugen. Meeresfische liefern neben hochwertigen Proteinen auch noch gesunde Omega-3-Fettsäuren.
Um einen Eiweißmangel müssen wir uns in Deutschland keine Sorgen machen. Es wird hierzulande eher zu viel als zu wenig davon aufgenommen – manchmal das Doppelte und Dreifache.

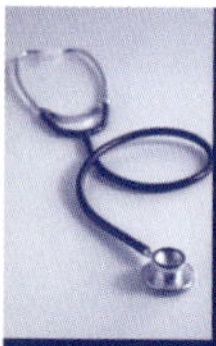

Viel Eiweiß in der Nahrung bedeutet auch immer viel Arbeit für die Nieren und kann die Entstehung von Nierenschäden fördern. Deshalb sollte die vom Körper benötigte tägliche Energie maximal zu 10 bis 15 Prozent aus Proteinen gedeckt werden.

Außerdem lässt ein kontinuierliches Zuviel an Eiweiß den Körper im wahrsten Sinne des Wortes »sauer« reagieren. Der Stoffwechsel übersäuert; das kann mit Hilfe von pH-Wert-Messstreifen sogar im Urin nachgewiesen werden. Die Wissenschaft nennt das »Säure-Basen-Gleichgewicht«.

Fett – Energie in geballter Form

Unsere Vorfahren konnten nur überleben, weil sie in der Lage waren, Energiedepots in Form von Fett anzulegen. War früher Fett ein Garant für das Überleben, ist es heute eher eine Geißel der Gesundheit. Von Experten wird empfohlen, nur 30 bis 35 Prozent der benötigten Energie in Form von Fett aufzunehmen. Die Realität sieht leider oft anders aus. Dabei zahlen sichtbare Fette wie die Butter auf dem Brot oder der Fettrand am Speck den kleineren Beitrag auf unser Fettkonto ein. Den Löwenanteil machen die in Lebensmitteln ver-

steckten Fette aus. Ungefähr zwei Drittel des Fetts, das wir uns täglich zuführen, nehmen wir gar nicht wahr.
Zu viel zugeführtes Fett wird von unserem Körper sofort sorgsam als Reserve für vermeintlich schlechte Zeiten deponiert. Nicht nur unschöne Pölsterchen an Bauch und Po, sondern auch gesundheitliche Probleme wie Insulinresistenz, Fettstoffwechselstörungen und ein hoher Blutdruck sind die Quittung, die wir präsentiert bekommen.
Es ist also nicht verwunderlich, dass wir ein zwiespältiges Verhältnis zu Fett haben: Es ist einerseits lebensnotwendig, andererseits macht es uns das Leben oft ganz schön »schwer«.
Wie Kohlenhydrate und Proteine ist auch Fett aus Einzelbausteinen aufgebaut. Ein Fettmolekül besteht dabei immer aus einem Glycerinrest und drei Fettsäureketten. Der Ausdruck »Triglyceride« leitet sich vom Aufbau der Fette her. »Tri-« steht für die drei Fettsäuren und »-glycerid« weist den Glycerinrest aus. Die drei Fettsäuren hängen am Glycerinrest, was dem ganzen Molekül das Erscheinungsbild des Buchstabens »E« verleiht. Soweit sind alle Fette gleich.
Aber jetzt kommt der kleine Unterschied, und der liegt in den Fettsäureketten. Denn diese bestehen aus kettenförmig aneinander hängenden Kohlenstoffatomen, die wiederum an Wasserstoffatome gebunden sind. Hängen an den Ketten so viele Wasserstoffatome, wie überhaupt möglich, spricht man von »gesättigten« Fettsäuren.
Den »einfach ungesättigten« Fettsäuren hingegen fehlen ein Paar Wasserstoffatome. Fehlen mehrere Paare von Wasserstoffatomen, handelt es sich um »mehrfach ungesättigte« Fettsäuren. Und egal ob gesättigt oder ungesättigt: die Ketten können unterschiedlich lang sein.

Da der Körper gesättigte Fettsäuren selbst bilden kann, ist es sehr wichtig, gerade Fette, die reich an einfach und mehrfach ungesättigte Fettsäuren sind, aufzunehmen.
Zwei einfache Faustregeln helfen bei der richtigen Wahl: Tierische Fette enthalten überwiegend gesättigte und einfach ungesättigte Fettsäuren (Ausnahme: Fischöle), pflanzliche hingegen liefern hauptsächlich ungesättigte (Ausnahme: Kokos- und Palmkernöl). Und: Je flüssiger Fette sind, umso mehr ungesättigte Fettsäuren enthalten sie.
Die folgende Tabelle zeigt eine kleine Auswahl an Lebensmittel, die reich an gesunden, mehrfach ungesättigten Fettsäuren sind.

Lebensmittel (100 g)	**Gehalt an mehrfach ungesättigten Fettsäuren in g**
Distelöl	74,4
Sonnenblumenöl	61,4
Sojaöl	56,5
Maiskeimöl	55,3
Walnüsse	42,7
Sonnenblumenkerne	30,2
Sesam, geröstet	23,7
Kürbiskerne	23,6
Pinienkerne	22,7

Gerade Typ-2-Diabetiker sollten darauf achten, dass sie maximal 30 bis 35 Prozent der täglichen Energiezufuhr durch den Verzehr von Fetten bestreiten. Sollen Pfunde schmelzen, muss mit diesem Energiepaket sogar noch sparsamer umgegangen werden. Denn ein Gramm Fett schlägt mit 9 kcal zu Buche! Fett macht fett, was aber nicht bedeutet, dass Sie völlig darauf verzichten sollen. Es kommt vielmehr auf die richtige

Auswahl an. Das meiste Fett nehmen wir über tierische Produkte auf. Die darin enthaltenen gesättigten Fettsäuren fördern die Insulinresistenz und Fettstoffwechselstörungen.

Wer hier zu Produkten mit niedrigem Fettgehalt wie Schinken, Roastbeef, Geflügel und Geflügelwurst greift, Leberwurst und Salami dafür aus dem Kühlschrank verbannt, hat schon viel für seine Gesundheit getan. Fettreich darf nur Fisch sein, der zweimal wöchentlich auf den Tisch kommen sollte. Seefische wie Makrele oder Lachs enthalten nämlich die gesunden Omega-3-Fettsäuren, die der Entstehung von Arteriosklerose vorbeugen.

Auch pflanzliche Fette mit einfach und mehrfach ungesättigten Fettsäuren schützen die Gefäße und haben deshalb eine günstigere Wirkung als tierische. Zum Kochen, Braten, Backen und zur Zubereitung von Salatdressings sollte wenig, aber wenn, dann hochwertiges Pflanzenfett zum Einsatz kommen.

Pflanzliche Fette enthalten gesunde Fettsäuren

Einfach ungesättigte Fettsäuren	**mehrfach ungesättigte Fettsäuren**
Olivenöl	Sonnenblumenöl
Rapsöl	Maiskeimöl
Sojaöl	Kürbiskernöl
Erdnussöl	Distelöl
	Leinöl

Auch aufs Brot sollte das Richtige kommen. Als Streichfett eignet sich für Diabetiker besonderes gute Reformmargarine oder Diät-Halbfett-Margarine.

Die kleinen Helfer: Vitamine

Vitamine sind zwar keine Energielieferanten, aber für viele Stoffwechselprozesse in unserem Körper unentbehrlich. Sie können nicht alles, aber ohne Vitamine wäre ein Leben nicht möglich. Der menschliche Organismus benötigt 13 verschiedene Vitamine, von denen jedes einzelne bestimmte Funktionen im Stoffwechsel erfüllt. Bis auf wenige Ausnahmen kann unser Körper diese Vitamine nicht selbst produzieren, er ist also auf eine ausreichende Zufuhr durch die Nahrung angewiesen.

Prinzipiell unterscheidet man zwei Vitamingruppen: Die fettlöslichen Vitamine A, D, E, K und die wasserlöslichen C, B_1, B_2, B_3, B_5, B_6, B_{12}, Folsäure und Biotin. Im Gegensatz zu den fettlöslichen Vitaminen können wasserlösliche nicht in größeren Mengen im Körper gespeichert werden. Es gibt aber, wie immer, auch hier eine Ausnahme: das Vitamin B_{12}.

Neben falscher und einseitiger Ernährung können auch andere Faktoren wie übermäßig strenge Diäten, Nikotinkonsum oder auch die Einnahme von bestimmten Medikamenten zu einem Vitaminmangel mit allen seinen gesundheitlichen Folgen führen.

Ernährungsempfehlungen für Diabetiker sind so bunt und vielfältig, dass man ihren Wahrheitsgehalt nicht immer gleich erkennen kann. Wie auch immer, die Aufnahme von Nahrungsmitteln mit einem hohen Gehalt an antioxidativen Substanzen (Vitamin E, A, C, Flavonoide) ist wichtig, weil bei Diabetikern häufig ein so genannter »gesteigerter oxidativer Stress« vorliegt, das bedeutet, das Gleichgewicht zwischen Pro- und Antioxidanzien ist gestört. Deshalb ist es für sie besonders wichtig, den Körper immer mit ausreichenden Mengen an Antioxidanzien zu versorgen.

Grundsätzlich aber ist bisher nirgendwo nachgewiesen, dass Diabetiker von einer über die normale gesunde Ernährung hinausgehenden, zusätzlichen Einnahme von Vitaminen (in Form von Pulvern, Tabletten etc.) profitieren. Die forcierte Nutzung von Obst und Gemüse, die zur gesunden Ernährung gehören, ist vollkommen ausreichend und schont darüber hinaus noch den Geldbeutel.

Hochleistungselemente: Mineralstoffe

Mineralstoffe sind anorganische Bestandteile der Nahrung und haben wichtige Funktionen im Zusammenhang mit Wachstum und Stoffwechsel. Der menschliche Organismus kann Mineralstoffe nicht selbst bilden, deshalb müssen sie mit der Nahrung zugeführt werden.

Weil Mineralstoffe im menschlichen Körper in unterschiedlichen Mengen vorkommen, werden sie in zwei Gruppen eingeteilt:

In die Mengenelemente, die mindestens 50 mg pro Kilogramm Körpergewicht ausmachen (Natrium, Kalium, Kalzium, Phosphor und Magnesium), und in die Spurenelemente, die in geringerem Ausmaß in unserem Körper zu finden sind (Eisen, Zink, Mangan, Kupfer, Selen, Chrom, Molybdän, Kobalt, Jod und Fluor). Spurenelemente sind meist Bestandteile von Enzymen oder anderen Wirkstoffen im Körper und haben wichtige Funktionen in verschiedenen Bereichen des Stoffwechsels.

Im Rahmen einer ausgewogenen Ernährung ist eine ausreichende Versorgung mit Spurenelement immer gewährleistet. Allerdings gibt es hier drei Ausnahmen:

Eisen, Jod und Fluor. Bei diesen Spurenelementen ist die Bedarfsdeckung bei bestimmten Bevölkerungsgruppen bzw. in manchen Regionen nicht immer garantiert. Die Folgen einer Unterversorgung: Bei einem Eisenmangel sind Blutbildung und Sauerstofftransport beeinträchtigt, bei zu wenig Jod leidet die Funktion der Schilddrüse, und bei Fluormangel ist die Widerstandsfähigkeit gegen Karies herabgesetzt.
Für Diabetiker spielen vor allem Zink und Chrom eine wichtige Rolle. Sie scheiden diese lebenswichtigen Mineralstoffe, die unter anderem auch im Zusammenhang mit der Insulinwirkung und bei der Blutzuckerregulation eine wichtige Rolle spielen, verstärkt mit dem Urin aus.

Wasser marsch!

Zu einer gesunden Ernährung gehört aber mehr als nur ein Kühlschrank voller Gemüse und magerem Fleisch – nämlich das richtige Trinken! Fakt ist, dass die meisten Menschen deutlich zu wenig trinken. Gemeint ist aber nicht der Alkohol, sondern das lebenswichtige Nass, das Wasser. Wasser ist unerlässlich für die Erhaltung sämtlicher Körperfunktionen. Schließlich besteht unser Organismus zu über 60 Prozent aus diesem Element – was eigentlich alles erklärt: Damit im Körper alles rund läuft, benötigt er Flüssigkeit in ausreichender Menge. 2,5 Liter ist das gesunde Minimum, wenn es ums Trinken geht. Mineralwasser, ungezuckerter Früchte- oder Kräutertee (Süßstoff erlaubt!) oder Light-Limonaden sind die idealen Getränke für Diabetiker.
Ausreichend trinken ist nicht nur die Basis für die Gesundheit – auch wer geistig fit bleiben will, muss reichlich Flüssigkeit aufnehmen. Ohne ausreichende

Flüssigkeitszufuhr geht den Gehirnzellen nämlich buchstäblich der Saft aus: Wenn Sie also genug trinken, halten Sie auch Ihre Geisteskraft im Fluss. Und damit noch nicht genug: Vor allem für die Damen ist interessant zu wissen, dass Wasser auch eines der einfachsten und zugleich wirksamsten Schönheitsmittel ist. Wer nicht täglich ausreichend trinkt, riskiert, dass im Hautgewebe gespeichertes Wasser ins Körperinnere abwandert. Das fortwährende Austrocknen der Haut macht sich schließlich beim Blick in den Spiegel anhand zunehmender Falten bemerkbar. Denn nur prall gefüllte Hautzellen können glatt aussehen.

Richtig trinken

Richtig trinken ist eine Kunst, denn eine Grundvoraussetzung ist, gar nicht erst auf ein Durstgefühl zu warten. Wenn sich das einstellt, leidet Ihr Körper nämlich bereits unter Flüssigkeitsentzug. Trinken Sie deshalb regelmäßig, auch ohne Durst zu haben. Auf mindestens zweieinhalb, besser auf drei Liter sollten Sie es täglich bringen. Wer leicht »vergisst« zu trinken und kein ausgeprägtes Durstgefühl hat, kann zu einem kleinen Trick greifen: Platzieren Sie einfach überall dort, wo Sie sich tagsüber aufhalten, eine Flasche Mineralwasser. Am Schreibtisch, in der Küche, am Nachttisch – die Flaschen werden Sie daran erinnern, dass Sie vielleicht wieder einmal einen Schluck trinken sollten.

Nun stellt sich aber auch noch die Frage: Was soll ich trinken? Ärzte und Ernährungsexperten sind sich einig: am besten Wasser. Es darf auch gerne Leitungswasser sein. Nichts spricht dagegen, den Bedarf aus dem Hahn zu decken. Schließlich ist das Nass aus der Leitung hierzulande das am besten und häufigsten kontrollierte Lebensmittel.

Wasser marsch!

Natürlich ist ewiges Wassertrinken auch manchmal langweilig. Da steht einem einfach der Sinn nach mehr Geschmack. Was kann also gesunde Abwechslung schaffen?
Für Diabetiker gilt natürlich grundsätzlich, dass Getränke zuckerfrei sein sollten. Ein Spritzer Zitronensaft kann Wasser aufpeppen und erfrischt, ohne Zucker zu liefern. Auch Früchte- und Kräutertees – wer möchte, gibt Süßstoff dazu – können warm oder auch kalt getrunken eine gesunde Alternative sein.
Oder experimentieren Sie einfach ein wenig mit Kräutern. Ein Pfefferminztee, aus frischen Kräutern bereitet, erfrischt ungemein. Vor allem im Sommer, aus dem Kühlschrank, mit Eiswürfeln und einer Scheibe Zitrone versetzt. Oder geben Sie ein paar Blätter Zitronenmelisse in den kalten Früchtetee. Sie werden überrascht sein, welch interessante Geschmackskomponente das ergibt.
Ein Drink aus zwei Scheiben frisch geschältem Ingwer, in 250 Milliliter Wasser für zehn Minuten gekocht und mit einem Schuss frischen Zitronensaft getrunken, löscht nicht nur den Durst, sondern entschlackt auch gleichzeitig. Wem das alles zu viel Aufwand ist, der kann sich natürlich auch einfach ein Glas Light-Limonade einschenken.

Getränke, die den Blutzucker schnell nach oben treiben

Bei einigen Getränken ist für Diabetiker Vorsicht geboten, denn sie erhöhen den Blutzuckerspiegel sehr schnell:

- frisch gepresste Fruchtsäfte,
- Fruchtsaftgetränke, Säfte aus 100 % Konzentrat, Nektar – auch wenn kein Zucker zugesetzt ist,

- alle Limonaden und Colagetränke,
- Gemüsesäfte, die mit Honig oder Zucker versetzt sind,
- Malzbier und alkoholfreies Bier, wenn es viel Malzzucker enthält.

Zu guter Letzt, was Sie wahrscheinlich bereits wissen: Kaffee und schwarzer Tee dürfen in der Flüssigkeitsbilanz nicht auf der Guthabenseite verbucht werden. Denn sie wirken harntreibend und entsprechend austrocknend. Nicht umsonst wird bis heute in den Wiener Kaffeehäusern zum Kaffee ein Glas Wasser gereicht – eine im Dienst von Gesundheit und Schönheit altbewährte Tradition. Vier Tassen schwarzer Tee oder Kaffee sind aber auch für Diabetiker akzeptabel – vorausgesetzt, Sie kippen nicht fette Sahne und viel Zucker in die Tasse.

Diabetes und Alkohol?

Das mit dem Alkohol ist so eine Sache. Auf ein Glas Wein zu einem guten Essen müssen auch Diabetiker nicht verzichten. Es ist eben wie mit vielen Dingen:
In Maßen genossen schadet Alkohol selten, regelmäßiger Genuss größerer Mengen ist weder für Diabetiker noch für Nicht-Diabetiker zu empfehlen.
Wenn also Ihr Blutdruck in einem gesunden Bereich liegt, Sie keine erhöhten Harnsäurewerte haben, die Leberwerte gut sind und Sie auch keine Herzrhythmusstörungen haben, dann dürfen Sie eine Flasche Bier oder ein Glas Wein, idealerweise trockenen, trinken.
Sie sollten aber immer daran denken, dass Alkohol kurzfristig den Blutzuckerspiegel senken und eine

Unterzuckerung hervorrufen kann – vor allem Diabetiker, die mit Sulfonylharnstoffen oder Insulin behandelt werden, sollten deshalb vorsichtshalber ein bis zwei BE zusätzlich essen.

Problematisch wird Alkohol dann, wenn Sie ein paar Pfunde abnehmen wollen. Alkohol wird Ihnen hier das Leben schwer machen. Denn mit 7 kcal pro Gramm ist Alkohol nämlich fast so ein Schwergewicht wie Fett (9 kcal/g). Sie können sich selbst ausrechnen, wie schnell hier einiges an Kalorien zusammenkommt – eine Flasche Bier oder zwei kleine Gläser Wein enthalten ungefähr 20 g Alkohol!

Ein völliges Alkoholverbot wird Ihr Arzt aussprechen, wenn Sie

- bereits unter diabetischen Nervenschädigungen leiden,
- eine Lebererkrankung haben,
- unter einer Fettstoffwechselstörung leiden,
- zu Unterzuckerungen neigen.

Gesundheit mit Messer und Gabel?

Wie leistungsfähig Sie sind und wie gut sich Ihr Typ-2-Diabetes einstellen oder sogar zurückdrängen lässt, entscheiden Sie letztlich auch durch Ihre Ernährung. Was Sie essen, bestimmt darüber, wie gut oder schlecht Ihre Zellen arbeiten. Und demnach über die Energie, die Sie haben und wie Sie sich fühlen.

Dass »Nahrung eure Medizin sein kann«, wussten schon unsere Altvorderen, wie die Hippokratischen Schriften um 460 v. Chr. beeindruckend belegen. Ernährung ist neben Bewegung einer der wichtigsten

Faktoren, wenn es um unsere Gesundheit geht. Das Schöne daran: Wir haben es selbst in der Hand, wir können Einfluss darauf nehmen, was wir essen und wie oft wir körperlich aktiv werden.

Sie glauben, dass zu viel Aufhebens um die »gesunde Ernährung« gemacht wird? Wie groß der Einfluss, den wir mit Messer und Gabel auf unsere Gesundheit ausüben, tatsächlich ist, zeigt der Blick auf die Mittelmeerländer. Deren Bewohner erfreuen sich einer auffällig besseren Gesundheit als die Nordeuropäer. Oder eine Studie, die erst kürzlich von englischen Medizinern durchgeführt wurde und zeigen konnte, dass schon kleine Änderungen im täglichen Speiseplan viel ausmachen: Nur 100 Gramm Obst und Gemüse mehr am Tag kann das Risiko für Bluthochdruck, Schlaganfälle und Herzkrankheiten deutlich verringern.

Fakt ist, die meisten von uns sind – obgleich oft zu beleibt – unterversorgt. Angesichts des Schlaraffenlandes, in dem wir leben, eigentlich unglaublich, aber wahr. Wir essen alle zu viele leere Kalorien und zu wenig hochwertige Nährstoffe. Dem Übergewicht, der Insulinresistenz, der Fettstoffwechselstörung und anderen Geißeln der Menschen werden damit Tür und Tor geöffnet.

Wie aber können wir uns richtig ernähren, ein vernünftiges Gewicht halten oder erreichen und gleichzeitig unser Leben genießen? Das ist einfacher, als Sie denken. Wir brauchen uns nur ein Beispiel an den Griechen oder Italienern zu nehmen – die machen es uns schon seit Jahrzehnten vor.

Diabetikerprodukte – sinnvoll oder unsinnig?

Daran scheiden sich die Geister. Während einige Diabetikerprodukte für eine reine »Geschäftemacherei«

und überflüssig erachten, sind andere der Meinung, dass Sie durchaus ihre Berechtigung haben. Die Wahrheit liegt vermutlich in der Mitte.
Diätetische Lebensmittel, die »zur besonderen Ernährung bei Diabetes mellitus im Rahmen eines Diätplanes« – so die offizielle Formulierung – geeignet sind, enthalten keinen Zucker. Sie dürfen auch nicht mehr Kalorien als Vergleichsprodukte mit Zucker enthalten. Und genau das ist das Problem, denn sie enthalten eben nicht weniger Kalorien. Gerade für Typ-2-Diabetiker ist aber nicht nur der Zuckergehalt, sondern auch der Kaloriengehalt eines Lebensmittels interessant. So liefert Diabetikerschokolade fast genauso viele Kalorien wie normale Schokolade. Denn der Fettgehalt bleibt gleich. Dennoch verleitet das viele Diabetiker, sich ein Stückchen mehr als sonst zu nehmen – ist ja Diabetikerschokolade. Stimmt, der Blutzuckerwert wächst dadurch vielleicht nicht unmittelbar an, die Fettpölsterchen hingegen schon!
Ob und in welchem Umfang Diabetikerprodukte für Sie in Frage kommen, müssen Sie letztendlich selbst entscheiden. Durchaus sinnvolle Produkte sind Süß- und Zuckeraustauschstoffe, Light-Limonaden, Diabetiker-Konfitüren und Diabetiker-Joghurts.

Essen wie im Urlaub – Mediterrane Ernährung

Findige Sportärzte bemerkten bereits Anfang der 90er Jahre, dass italienische Kicker häufig bessere Blutwerte als deutsche Fußballer haben. Daraufhin wurde in den Töpfen der südländischen Teams ausgiebig spioniert. Das Ergebnis war überraschend: Auf dem Speisezettel der Fußballer stand alles, wovon der Urlauber noch zu Hause schwärmt. Und was extrem gesund ist. Denn kaum eine andere Ernährungsform erfüllt die Anforderungen der modernen Ernährungswissenschaft so gut wie die mediterrane Küche. Dies ergab unter anderem die »Sieben-Länder-Studie«: Beim grenzüberschreitenden Speiseplanvergleich zeigte sich, dass zwischen Nordeuropa und den Mittelmeerländern ein deutliches Gefälle hinsichtlich der Gesundheit besteht. Kein Wunder also, dass italienische Fußballer solche Torschützenkönige sind.

Heute wird die traditionelle Mittelmeerkost von Ernährungsexperten offiziell als Vorsorgemaßnahme empfohlen. Das Geheimnis liegt dabei nicht in einem einzigen Nahrungsmittel, sondern vielmehr im Zusammenspiel der Zutaten: Die traditionelle Ernährungsweise in Südeuropa zeichnet sich durch ihre gesunde Vielfalt aus.

Pflanzliche Lebensmittel – Brot und Teigwaren, Gemüse, Salat und Obst – machen den Löwenanteil dessen aus, was täglich auf den Tisch kommt. So essen Griechen und Italiener fast dreimal so viel Gemüse wie die Deutschen. Fisch, Meeresfrüchte und Geflügel werden regelmäßig, dunkles Fleisch dagegen eher selten serviert. Auch Milch und Milchprodukte wie Joghurt und Käse gibt es täglich, jedoch in Maßen. Auch Eier zählen in der Mittelmeerküche zu den Randerscheinungen. Die Hauptfettquelle ist Olivenöl, das gemeinsam mit den Seefischen für ein äußerst günstiges Fettsäuremuster sorgt. Und ihr Verbündeter in Sachen Herz- und Gefäßschutz ist der Knoblauch, der natürlich nicht fehlen darf.

Aus dieser »südländischen« Zusammenstellung eines Speiseplans ergibt sich eine optimale Nährstoffbilanz. Mediterran essen bedeutet wenig gesättigte Fettsäuren und Trans-Fette, dafür viele einfach und mehrfach ungesättigte Fettsäuren – besonders Omega-3-Fettsäuren – dank der Seefische. Weiterhin positiv ist der hohe Gehalt an Kohlenhydraten und Ballaststoffen. Ganz zu schweigen von den vielen Vitaminen, Mineralstoffen und Antioxidanzien. Mittelmeerkost hält nicht nur Herz und Kreislauf fit, sondern beeinflusst auch den Stoffwechsel äußerst günstig. Davon wiederum profitieren insbesondere Typ-2-Diabetiker, die auf ein gleichmäßiges Blutzuckerprofil und gute Blutfettwerte achten müssen.

Warum Essen mit Urlaubsflair so gesund ist

Holen Sie sich die Sonne auf den Teller und tun Sie Ihrem Körper damit Gutes. Hier einige Gründe, warum Sie mediterran genießen sollten:

Die Mittelmeerküche

- liefert reichlich ungesättigte Fettsäuren, besonders Omega-3-Fettsäuren sowie Ölsäure, eine Omega-9-Fettsäure, aus Olivenöl (trotzdem immer auf die Fettmenge achten!),
- verbessert die Zusammensetzung der Blutfette, indem sie das »schlechte« LDL-Cholesterin senkt und im Gegenzug das »gute« HDL-Cholesterin erhöht,
- unterstützt den Fettstoffwechsel positiv,
- reduziert die Oxidation von Fetten und so die Gefahr von Arteriosklerose,
- senkt das Risiko für einen plötzlichen Herztod.

Und das alles bei 100 Prozent Geschmack!

Und die beste Nachricht für Diabetiker, die zu viel auf die Waage bringen: Mediterrane Ernährung schlägt mit weniger Kalorien zu Buche, als viele meinen. Dass Pasta dick macht, ist nämlich ein Irrglaube. Was dick macht, sind fette Käse- oder Sahnesaucen. Wer es aber so macht wie die Italiener und sich stattdessen die Nudeln mit einer fruchtigen Tomatensauce schmecken lässt, wird davon sicher nicht dick. Oder schon mal kleine Röhrennudeln, Penne, mit gegrilltem Gemüse, viel Rosmarin, etwas Olivenöl und Knoblauch probiert? Ein Hauch von geriebenem Parmesan macht das Essen perfekt. Klar müssen Typ-2-Diabetiker, die Insulin spritzen, BE für die Nudeln kalkulieren, aber das Gemüse bleibt unberechnet. Und schließlich holen Sie sich mit einem solchen Essen auch ein wenig Urlaub auf den Teller, oder? Ein anderer »Ernährungsirrglaube« ist, dass Essen am späteren Abend sich negativ auf der Waage auswirkt. Was sich auf Ihren Rippen ablagert, darüber entscheidet bestimmt nicht die Uhrzeit. Was einzig zählt, ist die Menge der aufgenommenen Kalorien. Ob Sie Ihr Quantum schon bis zum Nachmittag verspeist haben oder erst am Abend, ist Ihrem Körper einerlei. Wäre Genießen nach Sonnenuntergang so schädlich für den Körper, hätten die Mittelmeerländer bestimmt nicht so gute Noten im internationalen Gesundheitsranking.

Abends sollten Sie allerdings nichts essen, was schwer verdaulich ist, also vor allem keine fetten Speisen. Sie liegen Ihnen schwer im Magen und rauben Ihnen so den Schlaf, den Sie für den Erhalt Ihrer Abwehrkräfte dringend brauchen.

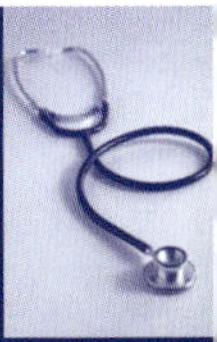

Nur eines sollten Sie sich vielleicht nicht unbedingt bei den Italienern abgucken: das ausgiebige Schlemmen. Mehrere Gänge zu jeder Mahlzeit? – Dann klappt's wahrscheinlich nicht mit dem Abnehmen – trotz mediterraner Kost.

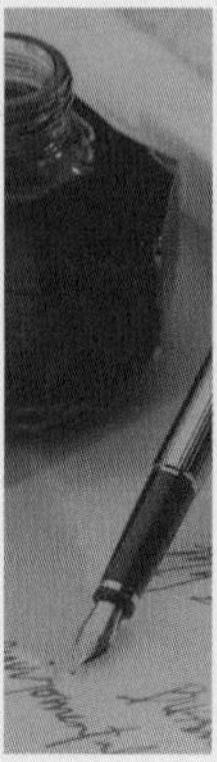

Checkliste

Testen Sie Ihr Ernährungsverhalten

1. Wie viel Zeit nehmen Sie sich für eine Hauptmahlzeit?
a) weniger als 10 Minuten
b) 10 bis 20 Minuten
c) mehr als 20 Minuten.

2. Essen ist für Sie
a) reine Energiezufuhr
b) ein gewohntes Ritual
c) ein Vergnügen.

3. Wie viel Flüssigkeit in Form von alkoholfreien Getränken nehmen Sie täglich zu sich (Kaffee zählt nicht!)?
a) weniger als einen Liter
b) etwa 1,5 Liter
c) mehr als 1,5 Liter.

4. Wie oft am Tag essen Sie frisches Obst und Gemüse?
a) 1 Portion
b) 2 bis 3 Portionen
c) 4 bis 5 Portionen.
(eine Portion entspricht ca. einer Hand voll)

5. Wie oft essen Sie Fisch?
a) eher selten
b) etwa zweimal im Monat
c) mindestens zweimal pro Woche.

6. Wie oft kommen bei Ihnen Fleischprodukte wie Wurst und Fleischkäse auf den Tisch?
a) mindestens einmal am Tag
b) mehrmals wöchentlich
c) eher selten.

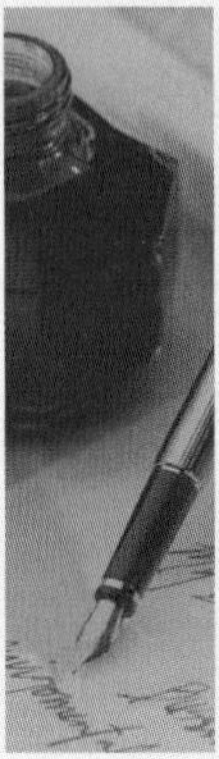

7. Wie oft essen Sie Vollkornprodukte (Brot, Müsli etc.), Wildreis/ungeschälten Reis oder Hülsenfrüchte?
a) selten
b) zwei- bis dreimal wöchentlich
c) ein- bis zweimal täglich.

Zählen Sie jetzt zusammen, wie oft Sie a, b, oder c angekreuzt haben.

Sie haben hauptsächlich a angekreuzt? Sie scheinen sich noch nicht allzu viele Gedanken darüber zu machen, was Sie essen. Sie sollten etwas mehr darauf achten, was täglich auf Ihren Teller kommt. Vielleicht haben Sie in diesem Kapitel einige brauchbare Anregungen gefunden.

Überwiegt b? Ihr Ernährungsverhalten ist recht passabel. Es gibt vielleicht hier und dort noch ein paar Verbesserungsmöglichkeiten, aber Sie sind auf dem richtigen Weg.

Überwiegt in Ihrer Auswertung c? Gratulation! Sie ernähren sich wirklich vorbildlich.

Abnehmen ohne zu hungern

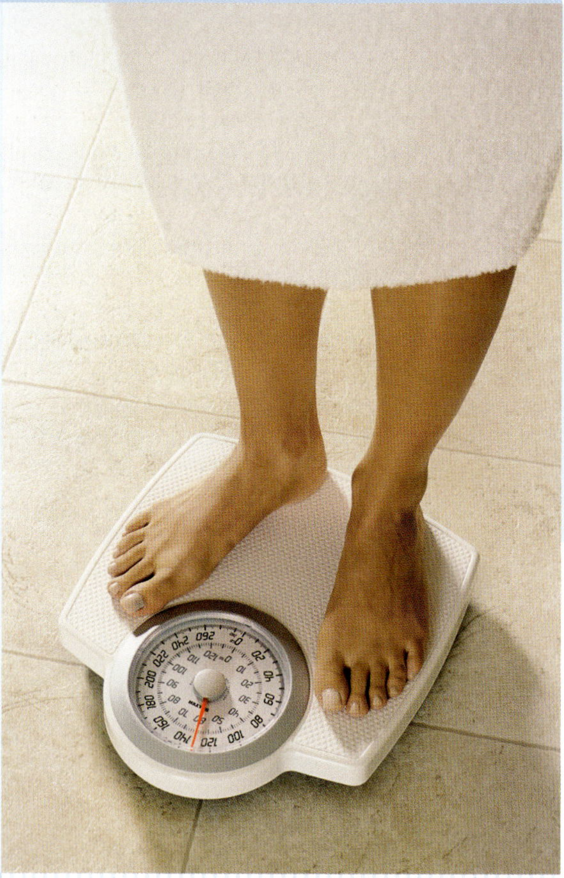

Bauch weg – Diabetes weg

»Die Deutschen werden immer dicker«. So oder ähnlich lauten neuerdings die Schlagzeilen in Zeitungen und Zeitschriften. Nur ein Rauschen im deutschen Blätterwald? Leider nein. Längst ist Übergewicht nicht mehr nur ein Phänomen im fernen Amerika. Auch hierzulande werden die Bäuche immer größer und die Pos immer breiter – Experten schätzen, dass rund die Hälfte aller Deutschen zu viel auf die Waage bringen. Die tägliche Energiezufuhr, so die Deutsche Gesellschaft für Ernährung e.V. (DGE), liegt hierzulande bei rund 3000 Kilokalorien, wobei die meisten davon aus Fett und Zucker stammen. Kein Wunder, dass wir aus der Form gehen. Doch nicht nur unsere Figur leidet: Fehlernährung und Übergewicht sind Risikofaktoren für unsere Gesundheit, die nicht zu unterschätzen sind.

Die Insulinresistenz bekämpfen

Die gute Nachricht: Niemand profitiert so sehr von einer Gewichtsabnahme wie Typ-2-Diabetiker. Wenn die Pfunde purzeln, hat das unmittelbar positive Auswirkungen auf den Blutzucker! Durch die Verringerung des Fettgewebes reagiert der Körper wieder wesentlich sensibler auf das noch vorhandene Insulin – normale Zuckerwerte können unter Umständen ganz ohne Tabletten und Insulinspritzen erreicht werden! Also, ran an den Speck! Bekämpfen Sie die überflüssigen Pölsterchen Ihrer Gesundheit zuliebe!

Die goldene Formel für erfolgreiches Abnehmen lautet dabei:
Weniger Kalorien + mehr Bewegung
= weniger Körpergewicht.

Angenommen, Sie sind Typ-2-Diabetiker. Vielleicht bringen Sie auch ein paar Pfunde zu viel auf die Waage. Sie spritzen kein Insulin, leiden also nicht an einem Insulinmangel. Dann ist Ihr Hauptproblem die Insulinresistenz. Im Gegensatz zu einem Typ-1-Diabetiker haben Sie nämlich noch genug Insulin. Sie müssen nur dafür sorgen, dass es seine Wirkung wieder entfalten kann. Und die Wurzel dieses Übels liegt unter anderem in den ungeliebten Pölsterchen an Bauch und Po. Bauen Sie Ihr Übergewicht ab, dann kämpfen Sie gleichzeitig auch gegen die Insulinresistenz an. Mit einigen Pfunden weniger fühlen Sie sich nicht nur wohler, sondern geben gleichzeitig Ihrem Körper wieder die Chance auf einen funktionierenden Zuckerstoffwechsel. Sie werden sich diese Gelegenheit doch nicht entgehen lassen? Zwei bis drei Kilo in drei Monaten abgenommen, reichen für manchen Diabetiker schon aus, um seine Stoffwechsellage wieder in den Griff zu bekommen.
Wichtig ist, dass Übergewicht langsam und dauerhaft abgebaut wird. Denn es ist so: Schaffen Sie es, Ihren Diabetes durch Abspecken in die Verbannung zu schicken, kann er mit neuen Kilos auch wieder zurückkommen. Deshalb stellen Sie besser Ihre Ernährung dauerhaft auf kohlenhydrat- und ballaststoffreiche, aber fettarme Kost um, anstatt mit Crash-Diäten zu liebäugeln. Dieser Art von Abnehmen ist meist kein lang anhaltender Erfolg beschert, und schadet außerdem dem Stoffwechsel. Für Diabetiker gilt deshalb: Finger weg von Crash-Diäten! Keiner muss sich

heute mehr mit exotischen Diäten quälen, die den Magen knurren und die Lebensfreude in den Keller sinken lassen. Mit ein wenig Geduld geht es auch anders – vor allem satter und gesünder!

> Typ-2-Diabetiker, die kein Insulin spritzen, müssen bei der Ernährung Kalorien und nicht Broteinheiten im Auge behalten.

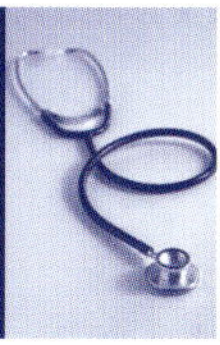

Was Sie in diesem Kapitel nicht finden werden, sind strikte Menüpläne für mehrere Wochen oder seitenlange Auflistungen »schlanker« Rezepte. Viele Menschen empfinden nämlich das Nachkochen und exakte Einhalten solcher Vorschläge als viel zu zeitaufwändig – und lassen die Sache mit dem Abnehmen dann lieber gleich bleiben. Was Sie stattdessen erwartet, sind praktische Tipps und Tricks, wie Sie sich gesünder ernähren und so ganz nebenbei jede Menge Kalorien sparen können.

Interessantes rund ums Abnehmen

Doch bevor wir gemeinsam Ihren Kühlschrank inspizieren oder in Ihre Töpfe gucken, noch ein paar Anmerkungen zum Thema Abnehmen. Sie stellen sich vielleicht die Frage nach dem »wie viel«? Prinzipiell gilt: Wenn Sie abspecken möchten, sollten Sie vorher immer mit Ihrem Arzt darüber sprechen. Er wird mit Ihnen gemeinsam festlegen, wie viel Gewichtsverlust in welcher Zeit sinnvoll und auch realistisch ist. Als Richtwert geben Experten zehn Prozent vom Ausgangsgewicht an. Das heißt also, wenn Sie 80

Kilogramm wiegen, sollten Sie anstreben, dass Ihre Waage in ein paar Monaten ungefähr 72 Kilo anzeigt. Um dieses Ziel zu erreichen, müssen Sie sparen. In diesem Fall aber nicht Geld, sondern Kalorien. Die Kunst beim Abnehmen ist, dem Körper etwas weniger Energie zuzuführen, als er eigentlich benötigt. Dann greift er nämlich sein »Erspartes«, in diesem Fall Fettpölsterchen, an.
Wer gleichzeitig durch ein Mehr an Bewegung zusätzliche Kalorien verbrennt, ist schon auf dem besten Weg zum Wunschgewicht.

Wie viel Energie braucht unser Körper?

Das ist ganz unterschiedlich und hängt von Alter, Größe, Gewicht, Geschlecht und natürlich dem Ausmaß an körperlicher Aktivität ab. Es sind genau genommen zwei Faktoren, aus denen sich der tägliche Energieverbrauch eines Menschen zusammensetzt: Ein Parameter ist der Grundumsatz. Das ist jene Energiemenge, die der Körper braucht, um Lebensvorgänge wie Atmung, Herz-Kreislauf-Tätigkeit oder die Regulation der Körpertemperatur aufrechtzuerhalten. Bei üblicher körperlicher Belastung stellt der Grundumsatz den größeren Teil des täglichen Energieverbrauchs dar. Dieser Grundumsatz liegt bei Männern immer etwas höher als bei Frauen, da sie mehr »Energie verbrauchende« Muskeln haben. Werden wir älter, reduziert sich die Muskelmasse und damit sinkt auch der Grundumsatz.
Alles, was ein aktiver Körper dann über den Grundumsatz hinaus noch braucht, wird als Arbeitsumsatz bezeichnet. Dieser zweite Faktor ist, je nach Ausmaß der körperlichen Arbeit bzw. Bewegung, variabel. Sind es bei leichter körperlicher Arbeit nur ein paar

hundert Kilokalorien mehr, die der Körper verbrennt, können es bei einem Hochleistungssportler bis zu 8000 kcal sein. Hier einige Beispiele, wie viel Energie bei bestimmten Tätigkeiten verbraucht wird:

Tätigkeit	Kalorienverbrauch	Entspricht in Lebensmitteln
25 Minuten Fensterputzen	80 kcal	1 Portion Schlagsahne, 25 g
15 Minuten sportliches Radfahren	95 kcal	1 Glas Wein (1/8 l)
20 Minuten Schwimmen	115 kcal	1 Brötchen (45 g)
1 Stunde Bergsteigen	760 kcal	2 Stück Stollen (200 g)
1,5 Stunden Langlaufen	910 kcal	1 mittelgroße Pizza

Übrigens: Das Wort Kalorie stammen von dem lateinischen Wort »calor« und bedeutet so viel wie Wärme. Unser Organismus deckt seinen Energiebedarf nämlich durch die Verbrennung der Nährstoffe wie beispielsweise Kohlenhydrate oder Fett. Bei diesem Prozess wird Energie frei, die dann über den Stoffwechsel für die verschiedenen Leistungen des Körpers nutzbar gemacht werden kann. Der Kalorien-Wert eines Lebensmittels gibt also an, wie viel Energie in ihm steckt.

Die Sache mit dem Gewicht

Wann liegt das Körpergewicht im normalen Bereich, wer ist als übergewichtig einzuschätzen?
Die Formel »Körpergröße (Zentimeter) – 100 = Normalgewicht« wird heute zur Gewichtsberechnung kaum mehr angewandt. Wir sind einfach viel zu unterschiedlich, um mit einer allgemeingültigen Formel »berechenbar« zu werden. Deshalb wird mittlerweile ein objektiveres Maß zur Bestimmung des Sollgewichts eingesetzt: Der Body Mass Index (BMI). Zwar ist die Formel etwas komplizierter, dafür sind die Ergebnisse objektiv und wirklich für alle Erwachsenen zutreffend.
Ihr »persönlicher« BMI berechnet sich wie folgt:

$$\text{BMI} = \frac{\text{Körpergewicht (in Kilogramm)}}{\text{Körpergröße (in Meter)} \times \text{Körpergröße (in Meter)}}$$

Ein Rechenbeispiel:

$$\frac{70\ (\text{kg})}{1{,}72\ (\text{m}) \times 1{,}72\ (\text{m})} = 70 : 2{,}96 \approx 23{,}7$$

Als Richtwerte können für Sie gelten:

BMI unter	18,5:	Zu wenig! Dringend zunehmen!
BMI	18,5 – 25:	Gratulation, Ihr Gewicht ist in Ordnung.
BMI	25 – 29,9:	Ihr Gewicht ist im oberen Normbereich, Sie sollten etwas abnehmen!
BMI ab	30:	Sie wiegen zu viel! Sie sollten unbedingt abnehmen!

Strategien zum Abnehmen

Es ist nicht immer nur die Auswahl der Lebensmittel oder vielleicht die Menge, die über unseren Erfolg auf der Waage bestimmt. In unserem Alltag lauern gerade in Sachen Ernährung viele Fallen und noch viel mehr Verführungen, die uns das Leben im wahrsten Sinne des Wortes »schwer« machen können. Auch unsere Erziehung hat einen nicht unerheblichen Anteil daran, »was« und »wie« wir essen. Wer von klein auf dazu angehalten wurde, immer »brav« aufzuessen, wird sich später schwer tun, selbst bei gestilltem Hunger das restliche Schnitzel auf dem Teller zu lassen. Oder sind Sie in einer großen Familie mit vielen Geschwistern aufgewachsen? Dann neigen Sie vielleicht dazu, Ihr Essen regelrecht zu verschlingen – aus Angst, »zu kurz zu kommen«. Ein anderer starker Einflussfaktor ist unsere Stimmung. Wer kennt nicht das Phänomen der tröstenden, süß-schmelzenden Schokolade? Schlechte Stimmung und Frust können durchaus mit verantwortlich sein, wenn wir uns zu viel in den Mund schieben.

Nachfolgend einige Tipps, wo sich solche Fallen im Alltag verstecken und wie Sie diese geschickt umgehen können:

- **Vermeiden Sie kalorienreiche Verführungen!** Disziplin ist zwar gut, wer es hier aber mit dem Sprichwort: »Aus den Augen, aus dem Sinn« hält, macht sich selbst das Leben leichter. Bewahren Sie also keine Süßigkeiten, Kuchen und andere Leckereien zu Hause auf.
- **Essen Sie langsam!** Wer langsam isst und sorgfältig kaut, gibt seinem Gehirn Zeit, das Signal »satt« an den Magen zu senden. Bewusstes Genießen verschafft Ihrer Steuerzentrale nämlich genau jene 20 Minuten, die es für diese Rückmeldung benötigt. Wer schlingt, läuft Gefahr, viel mehr zu essen als eigentlich nötig.

- **Machen Sie jede Mahlzeit zur Hauptsache!** Wenn Sie essen, dann essen Sie! Tätigkeiten wie Lesen oder Fernsehen während des Essens lenken ab. Sie merken nämlich gar nicht, was Sie eigentlich gerade zu sich nehmen. Zurück bleibt oft ein »unbefriedigendes Gefühl«. Es besteht die Gefahr, dass die Ablenkung zu einer zu hohen Nährstoffaufnahme führt.
- **Nehmen Sie kleinere Portionen!** Packen Sie sich keine großen Portionen auf den Teller. Nehmen Sie, falls Sie wirklich noch Hunger haben, lieber etwas nach. Diese Methode hilft vor allem jenen Menschen, die das Gefühl haben, immer »brav« den Teller leer essen zu müssen. Also, den Teller erst gar nicht so voll laden. Sich einen »Nachschlag« zu nehmen, stellt für viele eine kaloriensparende Hemmschwelle dar.
- **Machen Sie reinen Tisch!** Räumen Sie unmittelbar, nachdem Sie Ihr Mahl beendet haben und satt sind, die Reste vom Tisch ab. Die Verführung, immer wieder zuzugreifen und doch noch ein wenig zu naschen, ist groß.
- **Überlisten Sie den Hunger mit einem Glas Wasser als Aperitif!** Ein Glas Wasser vor einer Mahlzeit, in kleinen Schlückchen getrunken, füllt den Magen. Der Hunger ist, steht der Teller erst einmal auf dem Tisch, dann nicht mehr ganz so groß. Gieriges Schlingen wird vermieden. Bier, Prosecco und andere alkoholische Getränke vor dem Essen sind für Diabetiker, insbesondere jene mit etwas Übergewicht, ohnedies nicht geeignet.
- **Kämpfen Sie gegen Ihre Naschattacken an!** Überlegen Sie genau, warum Sie gerade jetzt Lust auf etwas Süßes haben. Sind Sie hungrig? Traurig oder frustriert? Vielleicht könnte ja ein Telefonat mit einer Freundin, ein kurzer Spaziergang, ein heißes Bad oder Lesen eine gute Ablenkung sein.

- **Gehen Sie nie hungrig einkaufen!** Vielleicht haben Sie selbst schon die Erfahrung gemacht: Wenn der Magen knurrt, kauft man viel mehr ein als notwendig. Denn alles, was in diesem Moment den Appetit anregt, wandert schnurstracks in den Einkaufswagen. Essen Sie besser ein Stück Obst, bevor Sie in den Supermarkt gehen.
- **Sie sind kein Müllschlucker!** Essen Sie nicht den Kühlschrank leer, nur weil einige Produkte das Haltbarkeitsdatum überschreiten. Wenn zu viel verdirbt, einfach weniger einkaufen!
- **Sie müssen nicht anderer Leute Teller leer essen!** Wenn Ihr Partner seine Portion nicht aufisst, sollten Sie sich nicht dazu verpflichtet fühlen, das für ihn zu tun. Lassen Sie den Rest, auch im Restaurant, lieber zurückgehen. Bei geeigneten Speisen wie zum Beispiel Hühnerschenkel oder einem Stück Fleisch einfach den Kellner bitten, es einzupacken.
- **Lesen Sie die Zutatenlisten von Lebensmitteln!** Bei diesen Listen steht an erster Stelle meist jene Zutat, von der die größte Gewichtsmenge verwendet wurde. Steht Fett in der Liste sehr weit oben, sollten Sie besser die Finger von dieser »Fettbombe« lassen.
- **Wiegen Sie sich nicht täglich!** Überprüfen Sie Ihr Gewicht nicht jeden Tag – tägliche Gewichtsschwankungen sind an der Tagesordnung und ganz normal. Sie vermeiden damit Frust und laufen weniger Gefahr, aufzugeben. Genießen Sie stattdessen Ihr neues Körpergefühl und statten Sie der Waage nur einmal pro Woche einen Besuch ab!

So können Sie (Fett-)Kalorien sparen

Die Deutsche Gesellschaft für Ernährung (DGE) empfiehlt für Erwachsene eine tägliche Fettzufuhr 60 bis

80 Gramm täglich. Tatsächlich liegt die durchschnittliche Fettaufnahme hierzulande aber weit über 100 Gramm! Eine solche fettreiche Ernährung hat aber nicht nur unschöne Pölsterchen an Bauch und Hüften zur Folge, sondern ist auch mitverantwortlich für ernährungsbedingte Krankheiten wie Typ-2-Diabetes.

Schuld an dem ganzen Malheur ist also zu einem großen Teil das Fett in unserer Ernährung. Was hilft es da, mit Hilfe strenger Diäten schnell ein paar Pfunde zu verlieren, wenn im Anschluss wieder der krosse Schweinebraten oder der gebackene Camembert auf den Teller kommen? So verliert man auf Dauer weder Pfunde noch seinen Diabetes. Eine dauerhafte Gewichtsreduktion und damit eine bessere Stoffwechseleinstellung kann nur dann erzielt werden, wenn Ernährungsgewohnheiten und Lebensweise langfristig umgestellt werden. Wer jetzt an Hunger und Verzicht denkt, hat eine falsche Vorstellung von gesunder Ernährung. Es geht nicht darum, gewisse Leckereien für immer aus Ihrem Leben zu verbannen. Viel wichtiger ist es, einen vernünftigen, maßvollen Umgang mit Lebensmitteln, vor allem den fettreichen, zu erlernen.

Nehmen Sie Ihre tägliche Fettzufuhr einmal genau unter die Lupe. Sie werden erstaunt sein, wie viel von diesem energiereichen Nährstoff Sie tatsächlich täglich zu sich nehmen. Gleichzeitig werden Sie auch erkennen, wie viel Einsparpotenzial in Sachen Kalorien gerade hier verborgen liegt. Wer abnehmen möchte, sollte täglich nicht mehr als 30 bis 40 Gramm Fett aufnehmen, wer sein Gewicht halten will, ist mit 60 bis 80 Gramm im grünen Bereich (die unteren Werte gelten jeweils für Frauen). Wenn Sie zusätzlich auch noch ein wenig auf den Zuckerkonsum achten, steht der Gewichtsabnahme nichts mehr im Weg – ganz ohne knurrenden Magen.

Fett – ein Schwergewicht

Ein Kilogramm Fettgewebe enthält ca. 7000 kcal. Das heißt, Sie müssen 7000 kcal beim Essen einsparen, um ein Kilo Fett abzubauen. Angenommen, Sie wollen drei Kilo abnehmen – und damit ist gemeint, Fett schmelzen – dann müssen Sie 21 000 kcal einsparen. Wenn Sie, weiter angenommen, täglich 500 kcal einsparen (besprechen Sie das immer vorher mit dem Arzt), dann brauchen Sie rein rechnerisch 42 Tage, um diese drei Kilo abzunehmen. Mit einkalkuliert sind hier natürlich nicht die eine oder andere kleine Sünde, das Sportpensum und andere Faktoren, die Einfluss auf das Gewicht nehmen. Allgemein ist beim Abspecken ein Gewichtsverlust von einem Pfund in der Woche wünschenswert.

Ist Genuss ohne ein schlechtes (Fett-)Gewissen überhaupt noch möglich? Frust zu schieben ist hier sicherlich die falsche Strategie. Es geht vielmehr darum zu wissen, in welchen Lebensmitteln mehr oder weniger Fett steckt. Es ist natürlich nicht immer ganz einfach, heimlichen Fettlieferanten auf die Schliche zu kommen. Aber das Wissen darüber, ob ein Lebensmittel eher unter die Kategorie »fettarm« oder »fettreich« fällt, hilft schon in vielen Fällen, Fettfallen aus dem Weg zu gehen. Durch eine bessere Einteilung des Fettverzehrs kann jeder es schaffen, nicht nur das gesunde »Soll« einzuhalten, sondern durch das Einsparen von Fett um einige Pfunde leichter zu werden.
Wer Butter dünner auf das Brot streicht, den Fettrand am Fleisch wegschneidet und bei der Portion Sahne zur Torte dankend ablehnt, hat im Kampf um Pfunde und Gesundheit schon viel gewonnen. Doch das reicht oft

nicht aus, um den Fettkonsum in einem gesunden und damit schlanken Rahmen zu halten. Besonders auf die versteckten Fette muss Acht gegeben werden, soll die tägliche Fettzufuhr erfolgreich reduziert werden.
Die folgende Tabelle zeigt Ihnen eine Auswahl an Lebensmitteln, die wahre »Fettnäpfchen« sind:

Lebensmittel (100 g)	**Fettgehalt in g**
Speck, durchwachsen	76,7
Schinkenspeck, roh	76,7
Paranüsse	66,8
Walnüsse	62,5
Cocktaildressing, Fertigprodukt	62,5
Haselnüsse	61,8
Pistazien, geröstet	55,4
Holländische Sauce	47,0
Leberwurst, Hausmacher Art	43,9
Fleischwurst	40,4
Creme fraiche 40 % Fett	40,0
Chips	39,4
Fleischkäse	37,6
Zwiebelwurst	36,8
Landjäger	35,9
Nussecken	35,9
Oliven, schwarz	35,8
Erdnussflips	34,7
Cheddar 45 % Fett i.Tr.	34,0
Croissants	33,2
Brie 50 % Fett i.Tr.	33,2
Nougat	32,9
Mandeltorte	32,7
Zartbitterschokolade	32,7
Schinkenwurst, roh	32,2
Greyerzer 45 % Fett i.Tr.	32,2
Milchschokolade	31,5

Sicherlich haben Sie auf der Liste einige »gute Bekannte« entdeckt. Und ganz bestimmt kennen Sie bereits viele der Lebensmittel, die ein schlechtes Image in Sachen Fettkalorien haben. Speck, Bratwurst, Schlagsahne & Co. sind eben nicht unbedingt als Schlankmacher bekannt.

Fettarme Alternativen im Alltag

Inspizieren Sie Ihren Kühlschrank. Wahrscheinlich findet sich das eine oder andere Lebensmittel aus der Liste auch in Ihrer kulinarischen Schatzkammer. Das macht nichts. Wichtiger ist, dass Sie die Übeltäter überhaupt erkennen und nur noch in Maßen genießen. Oder Sie versuchen es mit Alternativen. Hier ein paar Vorschläge, wie Sie Ihren Speiseplan abwechslungsreich gestalten und so ganz nebenbei Fett und Kalorien von Ihrem Teller und damit auch von Ihren Rippen verbannen können.

- **Der richtige Start in den Tag**

Beginnen Sie Ihren Tag mit einer geballten Ladung an Vitalität anstatt mit Fett. Ein Vollkorbrötchen oder zwei Scheiben Vollkornbrot versorgen Sie mit der Energie, die Sie für den Vormittag brauchen. Dank der vielen Ballaststoffe bleibt auch der Hunger zwischendurch auf der Strecke. Denken Sie aber auch beim Frühstück daran, Fett zu sparen. Wenn Sie Kaffeetrinker sind, dann geben Sie fettarmer Milch gegenüber der Kaffeesahne den Vorzug. Verwenden Sie als Streichfett Diätmargarine und drauf dann vielleicht Diabetikerkonfitüre. Oder eine Scheibe Vollkornbrot mit etwas Magerquark, den Sie vorher mit flüssigem Süßstoff und etwas Zitrone angerührt haben, bestreichen und dann mit ein paar Scheiben Banane oder Nektarine belegen – anstelle von Konfitüre und genauso fruchtig. Oder Sie rühren in einen Magerjoghurt sechs Esslöffel feine Haferflocken, geben etwas Süßstoff hinzu und lassen das Ganze zehn Minuten ziehen. Anschließend zerdrücken Sie eine Banane und mischen diese darunter. Heben Sie ein paar Bananenscheiben auf und dekorieren Sie Ihren Joghurt damit – das Auge isst schließlich mit! Natürlich ist auch Müsli ein perfekter Start in den Tag. Allerdings sollten Sie es idealerweise selbst zubereiten, denn fertige Müslimischungen enthalten manchmal viel Zucker und haben es auch hinsichtlich des Fettgehalts ganz schön in sich. Denn Nüsse und Samen, die an sich sehr gesund sind, sind leider auch fettreich. Wenn Sie lieber herzhaft frühstücken, dann sollten Sie beim Käse auf den Fettgehalt achten und bei Wurst unbedingt zu der Geflügelvariante greifen. Zur Abwechslung könnten Sie auch einmal Hüttenkäse mit Pfeffer und frischen Kräutern versuchen. Das schmeckt bestimmt.

- **Schon beim Schmieren Kalorien sparen**

Sie müssen nicht auf das Streichen Ihres Brotes verzichten. Diätmargarine ist aber sicherlich die fettärmere Variante zur Butter. Wenn Sie gern herzhaft essen, könnten Sie statt der Butter auch einmal Senf oder Tomatenmark unter den Belag geben. Oder haben Sie es schon mal mit einem Hauch Meerrettich versucht? Quark? Das schmeckt und spart jede Menge Kalorien. Übrigens: Käse wie beispielsweise Brie bekommt eine besondere Note, wenn Sie anstatt der Butter etwas rote Diabetikerkonfitüre darunter schmieren.

- **Der Belag kann auch mal knackig sein**

Es muss ja nicht immer nur Wurst aufs Brot kommen. Warum versuchen Sie es nicht einmal mit knackigem Gemüse, Salat und Kräutern? Sie können beispielsweise nur eine statt der vielleicht üblichen drei Scheiben Wurst nehmen (idealerweise magere Geflügelwurst) und einfach ein Salatblatt und zwei Scheiben Gurken darunter packen. Oder haben Sie schon einmal Vollkornbrot mit Hüttenkäse, der mit Salz, Pfeffer, einem Spritzer Zitrone und frischen Kräutern wie Schnittlauch, Petersilie und Dill angerichtet ist, versucht? Sie werden überrascht sein, wie frisch das schmeckt. Oder machen Sie es wie die Italiener. Legen Sie eine fruchtige Tomate und eine dünne Scheibe Mozarella auf Ihr Brot und streuen Sie Basilikum drauf. Schmeckt wie im Urlaub. Wer es hingegen lieber bayerisch mag, kann Quark auf das Brötchen schmieren, Radieschenscheiben drauflegen und Schnittlauch darüber streuen. Schmeckt und sieht noch dazu appetitlich aus. Und das Gute für Diabetiker, die mit BE kalkulieren müssen: Gemüse bleibt ohne Anrechnung (Brötchen nicht!). Für das »Darunter« gilt: Semmeln, Baguette, Toast und Graubrot erhöhen den Blutzucker rasch und sind weniger als Unterlage geeignet – hingegen sind Vollkornbrot und Vollkornbrötchen ideal und machen zudem länger satt.

■ **An die Pfanne!**

Geizen Sie schon bei der Zubereitung von Gerichten mit Fett! Hilfreich ist hier eine beschichtete Pfanne, bei der nur eine kleine Menge Öl zum Braten nötig ist. Manchmal reicht es hier schon, die Pfanne lediglich mit Öl einzupinseln. Ganz ohne Fett geht es in einem Bratschlauch. Auch Garen und Dämpfen sind übrigens fettarme Zubereitungsformen, die Überraschendes bieten. Sie können Fisch beispielsweise ganz unkompliziert in einem Alufolienpäckchen zubereiten. Ganz ohne Fett! Einfach einige Gemüse wie Tomaten, Stangensellerie, Zucchini klein schneiden und mit Kräutern und etwas Zitronensaft, Knoblauch, Salz, Pfeffer in kleine Alufolienpäckchen in den Backofen schieben. 20 Minuten später können Sie jeweils ein Fischfilet in jedes Päckchen mit vorgegartem Gemüse setzen, die Päckchen verschließen und nochmals ungefähr 15 Minuten in den Ofen schieben. Sie werden erstaunt sein, welches Aroma sich beim Öffnen der Päckchen entfaltet. Und das Beste daran – natürlich neben dem herrlichen Geschmack: Sie kommen hier völlig ohne Kochfett aus. – Übrigens: Panieren und Frittieren sind sehr fettreiche Zubereitungsarten und sollten besser vermieden werden.

■ **Topfgucken**

Auch beim täglichen Kochen lässt es sich gut in Sachen Fett und Kalorien sparen – nicht nur, wenn es ums Braten geht. Auch die Auswahl der Zutaten spielt natürlich eine enorme Rolle. So liegen Sie beispielsweise immer richtig, wenn Sie Fleisch gegen Gemüse austauschen. Sie essen gerne Gulasch? Warum versuchen Sie es dann nicht einmal mit der fleischfreien Variante – Kartoffeln und Buschbohnen als Ersatz für Rind und Schwein? Zwiebeln, Paprikapulver, vielleicht etwas Kümmel und alles, was einem Gulasch den typischen Geschmack gibt, bleiben wie gewohnt gleich. Wem das zu »langweilig« schmeckt, der kann alternativ gemeinsam mit der geschnittenen Zwiebel etwas rohen Schinken mit anschwitzen – das verleiht dem ganzen Gericht eine herzhafte Note.

Wer rohen, mageren Schinken anstelle von fettem Speck beim Kochen von z. B. Eintöpfen verwendet, spart Fettkalorien.

Oder Sie bereiten einfach Ihr Gulasch oder auch Geschnetzeltes mit mehr Gemüse zu. Sparen Sie schon beim Anbraten Fett, nehmen Sie weniger Fleisch und geben Sie dann dafür zusätzlich z. B. geschnittene Möhren oder Paprika dazu.

Haben Sie schon einmal ein typisches französisches Gericht, das Ratatouille, versucht? Diese Art Gemüseeintopf gibt ein fantastisches Hauptgericht ab. Zucchini, Auberginen, Paprika, Tomaten, Lauch und Knoblauch spielen hier die Hauptrolle. Alles wird gewürfelt und nacheinander in ein wenig Fett angebraten. Zum Schluss die gewürfelten Tomaten hinzufügen, mit etwas Brühe aufgießen, salzen, pfeffern, Rosmarin dazugeben und 30 Minuten köcheln lassen. Wer arabisches Flair mag, fügt kurz vor dem Servieren einfach etwas gemahlenen Zimt und Nelkenpulver hinzu. Zimt sorgt noch dazu für eine Verbesserung des Blutzuckerspiegels. Dazu passen Naturreis, Couscous oder auch Vollkornnudeln.

Wenn Sie das Gefühl haben, dass Ihnen das Gemüse schon aus den Ohren wächst: Versuchen Sie es dazwischen einmal mit Fischragout, einem Fischspieß oder einem Geschnetzelten aus Geflügel! Das Zauberwort der gesunden und kalorienarmen Küche heißt: Abwechslung. Nur so macht das richtige Essen Spaß und Sie bleiben auch dran. – Übrigens: Wer die Haut vom Geflügel nicht mitisst, spart jede Menge Kalorien.

■ Lecker – cremige Saucen ...

Wer liebt sie nicht, die cremigen Saucen, die einem Gericht erst so richtig den Geschmack verleihen. Aber so gut sie schmecken, so gefährlich sind sie auch im Hinblick auf die Kalorien. Käse, Sahne, Saucenbinder sind hier die versteckten Dickmacher. Von Käsesaucen sollten Sie prinzipiell die Finger lassen. Denn neben dem würzigen Käse lauert hier meist noch eine andere Fettfalle: die Sahne, oft Basis der Sauce. Wer aber unter gar keinen Umständen auf die Käsesauce zu den Nudeln verzichten kann, sollte lieber etwas gesalzene und gepfefferte saure Sahne nehmen und ein wenig Parmesan über die Nudeln reiben. Das spart jede Menge Fett. Überhaupt können Sie Ihre Saucen ganz leicht »verschlanken«. So werden beispielsweise Saucenbinder und Mehlschwitzen überflüssig, wenn Sie stattdessen püriertes Gemüse, Kartoffeln oder Tomatenmark zum Andicken verwenden. Auch haben Sahne, Crème fraîche und Schmand (Fettgehalt zwischen 30 und 50 Prozent) fettärmere Verwandtschaft: die saure Sahne, die lediglich mit 10 Prozent Fett zu Buche schlägt. Saucen, die beim Braten entstehen, können ebenfalls entfettet werden: Lassen Sie die Sauce abkühlen und heben Sie das fest gewordene Fett einfach ab bzw. fischen Sie es bei warmen Saucen mit einem Stück Küchenpapier ab. Dazu einfach das Papier über die Sauce ziehen (funktioniert übrigens auch bei Suppen). Sie werden sehen: Saucen können schmecken, ohne dass Sie beim Genießen ein schlechtes Gewissen haben müssen.

- **Essen Sie die richtigen Beilagen!**

An Beilagen können Sie sich so richtig satt essen – vorausgesetzt, es sind die richtigen. Sie machen nie etwas falsch, wenn Sie als Beilage einen gemischten Salat wählen. Der darf dann auch gerne etwas größer sein, denn die grünen Blätter, Gurken und Tomaten machen nicht dick und liefern zusätzlich viele wichtige Vitamine. Vorsicht ist nur geboten, wenn Cocktail - oder Mayomarinaden die Kalorienbilanz wieder anheben. Bevorzugen Sie daher Essig und Öl oder Joghurtsaucen. Auch Kartoffeln sind besser als ihr Ruf. Denn sie sind durchaus keine Dickmacher, wie viele denken. Kommen sie allerdings in Form von Pommes frites oder als Gratin auf Teller, dann natürlich schon. Pellkartoffeln, Folienkartoffeln oder fettarm gebackene Kartoffeln mit Knoblauch aus dem Backrohr sind adäquate Begleiter im Kampf um die Pfunde. Aber auch Vollkornnudeln und Naturreis sind auf dem Teller willkommen. Oder wie wäre es zur Abwechslung mit einer Grilltomate als fruchtigen Begleiter? Einfach Backofen anschalten, Tomate halbieren, je nach Vorliebe mit etwas Knoblauch oder einem Hauch Semmelbrösel-Parmesan-Kräuter-Gemisch bestreuen. Für Gemüse als Beilage gibt es ohnedies grünes Licht. Vorausgesetzt, die bunten Fitmacher schwimmen nicht in Butter oder Öl.

Für den kleinen Hunger zwischendurch

Er kommt in schöner Regelmäßigkeit: der kleine Hunger zwischendurch. Groß ist die Versuchung, hier mit einem Schokoriegel aus der Naschschublade schnell Abhilfe zu schaffen. Aber lesen Sie sich einmal die Zutatenliste durch. Sie werden feststellen, dass hier jede Menge Fett und Zucker lauern. Außerdem treibt ein solcher Riegel den Blutzucker viel zu schnell nach oben, um langfristig satt zu machen. Essen Sie besser ein Stück Obst, ein kleines Sandwich mit Hüttenkäse oder einen fettarmen Joghurt. Wenn Sie in den Joghurt zusätzlich etwas Weizen- oder Haferkleie einrühren, erzielen Sie sogar noch einen besseren Sättigungseffekt. Oder Sie bereiten sich eine kleine Quarkspeise mit Früchten zu. Nehmen Sie dazu etwas Magerquark, süßen Sie diesen mit Süßstoff, geben Sie ein paar Spritzer Zitronensaft dazu und mischen Sie beispielsweise Himbeeren darunter. Ein kleiner Tipp: Wenn Sie Magerquark mit einem Schneebesen und etwas kohlensäurehaltigem Mineralwasser aufschlagen, schmeckt er fast wie Sahnequark.

Richtige Ernährung beginnt beim Einkaufen

Das Einkaufen ist natürlich die Grundlage jeglichen Essens. Überlegen Sie sich also schon vor dem Einkauf, was Sie in den nächsten Tagen kochen möchten, und planen Sie ein wenig voraus. Wenn Sie nämlich immer nur kurz vor Ladenschluss »schnell etwas zum Essen« einkaufen, birgt das die Gefahr, dass Sie wieder in Ihre alten Muster zurückfallen – zumindest in der ersten Phase Ihrer Ernährungsumstellung. Schaffen Sie deshalb zuallererst die richtigen Vorräte an. Nudeln und Reis können hervorragend über eine längere Zeit gelagert werden. Wenn Sie dann noch ein paar Dosen geschälte Tomaten, ein Stück Parmesan, getrocknete Pilze, Kräuter, Zwiebeln und Knoblauch im Haus haben, können Sie schnell leckere und fettarme Gerichte zaubern – ein unüberlegter »Blitzeinkauf« wird ganz überflüssig.

Hier einige Grundregeln, mit deren Hilfe Sie Ihren Einkauf ganz nach Ihrer neuen Ernährungsweise gestalten:

- **Milch, Joghurt & Co.** Bei Milchprodukten sollten Sie immer zur fettarmen Variante greifen. Es gibt mittlerweile auch viele Quark- und Joghurtzubereitungen, die kaum mehr Fett enthalten aber dennoch sehr lecker schmecken. Probieren Sie einfach aus, was Ihnen am besten schmeckt. Denken Sie auch daran, anstelle von Crème fraiche oder Schmand besser sauere Sahne in den Einkaufswagen zu packen.

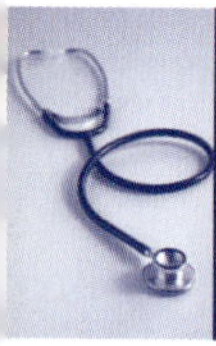

Fettarme Milchprodukte enthalten nicht nur weniger gesättigte Fettsäuren, Ihr Körper kann zudem mehr der wertvollen Milchstoffe, allen voran Kalzium, daraus aufnehmen.

- **So ein Käse!** Etwas schwieriger ist es mit Käse, da der Fettgehalt mit »Fett in der Trockenmasse« (F. i. Tr.) angegeben wird. Relativ fettarme Käsesorten sind beispielsweise Harzer, Schichtkäse, Limburger, Feta oder auch Romadur. Mittlerweile bieten einige Hersteller auch Standardsorten an, die fettreduziert sind. Prinzipiell sollten Sie alles, was mit Rahm- oder Doppelrahmstufe gekennzeichnet ist, besser im Regal lassen. Greifen Sie lieber zu Schicht- oder körnigem Hüttenkäse!

F. i. Tr.
Kurz für »Fett in der Trockenmasse« steht diese Angabe vor allem auf abgepacktem Käse zu lesen. Denn dieser verliert während seiner Reifung und Lagerung laufend an Feuchtigkeit – damit an Gewicht. Deshalb kann sich der Fettgehalt nur auf die Trockenmasse und nicht auf das Gewicht beziehen. Da Fett im gereiften und damit trockenen Käse konzentriert vorliegt, ist das »F. i. Tr.« naturgemäß meist recht hoch. Das hat der Verbraucher aber nicht gern, und so hilft man sich, indem man dessen Aufmerksamkeit auf »X-Prozent Fett absolut« lenkt. Schließlich macht dieser Wert meist nur ein Drittel des »F. i. Tr.« aus. So wird beispielsweise aus einem Käse mit 30 Prozent Fett in der Trockenmasse flugs einer mit 10 Prozent Fett absolut.

- **Fleisch – aber mager!** Zwei bis dreimal pro Woche eine kleine Portion Fleisch ist durchaus erlaubt. Noch besser wäre es, wenn Sie einen Teil des Fleisches durch Fisch ersetzen würden. Wenn Sie Fleisch kaufen, achten Sie unbedingt auf den Fettgehalt. Empfehlenswert ist beispielsweise Kalbsfilet (1,4 % Fett), Schweinefilet (2,5 % Fett), Rinderfilet (4,4 % Fett) Lammfilet (3,4 % Fett), Hühnerbrust (0,9 % Fett), Putenbrust (1 % Fett), Schellfisch (0,1 % Fett) und Forelle (2,7 % Fett). Weniger günstig und mit Vorsicht zu genießen ist beispielsweise Kalbsbrust (6,3 % Fett), Schweineschulter (22,5 % Fett), Lammkeule (18 % Fett), Ente (17,2 % Fett), Suppenhuhn (20,3 % Fett) und Gans (31 % Fett).
- **Eingelegtes lieber naturell!** Wenn Sie z. B. Thunfisch lieben, dann sollten Sie unbedingt darauf achten, auf welche Art er eingelegt ist. Vermeiden

Sie Thunfisch in Öl und wählen Sie stattdessen die Variante »naturell« – das bedeutet, dass der Fisch im eigenen Saft eingelegt ist. Essen Sie gerne Feta? Der typisch griechische Schafskäse wird oft in kleinen Würfeln, die in Öl und Kräuter eingelegt sind, angeboten. Kaufen Sie besser Feta in der Salzlake und sparen Sie damit Fett. Die typischen Kräuter, wie z. B. Oregano, können Sie auch selbst zu Hause drüber streuen.

- **Tiefgekühltes – auf die Auswahl kommt es an.** Tiefkühlprodukte können einem das Leben sehr erleichtern. Verschiedene Gemüse, gehackte Kräuter, Fischfilets eignen sich hervorragend zur Vorratshaltung und sind, was den Gehalt an Vitaminen und Nährstoffen angeht, meist besser als ihr Ruf. Worauf Sie allerdings verzichten sollten, sind tiefgekühlte Fertiggerichte, da diese oft einiges Fett enthalten.
- **Viel Obst und Gemüse.** Wenn Sie einen Blick in Ihren Einkaufswagen werfen, sollten Obst und Gemüse den größten Platz einnehmen. Wenn Sie gut zu lagernde Gemüse wie Kartoffeln, Zwiebeln, Sellerieknollen und Karotten kaufen, haben Sie immer etwas im Haus, aus dem sich schnell eine Suppe, ein leckerer Eintopf oder eine gesunde Beilage zaubern lässt.

Lebensmittel mit geringem Fettgehalt

Wer abnehmen möchte, sollte unbedingt darauf achten, weniger Fett aufzunehmen. Deshalb geht es bei einer Umstellung der Ernährungsgewohnheiten oft darum, Fettfallen als solche zu erkennen und sie zu vermeiden. Doch das ist nur ein Teil der Geschichte. Es gibt nämlich Lebensmittel, die einfach von Natur aus schon fettarm sind. Wer also in seinen Speiseplan viele dieser Produkte einbaut, oder einfach fettreiche gegen

fettärmere austauscht, tut viel für seine Kalorienbilanz und damit auch für seinen Diabetes. Ein Beispiel: Während 100 g unzubereiteter Schweinenacken mit 9,7 g Fett zu Buche schlägt, bringt es vergleichsweise ein Schweineschnitzel nur auf 1,9 g. Alleine durch den Austausch können Sie hier 7,8 g Fett sparen – ohne auf den Genuss verzichten zu müssen.
Die nachfolgende Tabelle zeigt Ihnen eine Auswahl fettarmer Lebensmittel, die Sie relativ bedenkenlos genießen können. Obst und Gemüse sind in dieser Aufstellung nicht berücksichtigt, da diese prinzipiell (Ausnahme: Avocados und Oliven) fettarm sind und in der »Fettbilanz« nicht berücksichtigt werden müssen.

Lebensmittel (100 g)	Fettgehalt in g
Bouillon (einfache Fleischbrühe)	0,1
Reis, geschält	0,2
Molke	0,2
Quark, mager	0,2
Champignons	0,2
Pfifferlinge	0,3
Steinpilze	0,4
Wurstsülze	0,5
Salzgebäck	0,5
Buttermilch	0,5
Schellfisch	0,6
Cornflakes	0,6
Hähnchenbrust	0,7
Barsch	0,8
Hecht	0,9
Mehrkornbrot	1,0
Roggenbrötchen	1,0
Mehrkornbrötchen	1,1
Vollkornbrot	1,2
Joghurt, 1,5 % Fett	1,3

Baguette	1,4
Miesmuscheln	1,4
Seezunge	1,4
Krebsfleisch	1,4
Krabben	1,4
Kefir, 1,5 % Fett	1,5
Dickmilch, 1,5 % Fett	1,5
Roggen (Korn), geschält	1,7
Buchweizen (Korn), geschält	1,7
Garnelen	1,7
Heilbutt	1,7
Kalbsschnitzel, mager	1,8
Kalb, Rouladenfleisch, mager	1,8
Scholle	1,9
Schweineschnitzel	1,9

Zucker, der süße Verführer

Noch vor einigen Jahren waren Zucker und damit zubereitete Lebensmittel für alle Diabetiker tabu. Als einzige Ausnahme von der Regel galt der Fall einer Unterzuckerung. Zwischenzeitlich haben sich die Vorgaben gelockert, da Wissenschaftler herausgefunden haben, dass der Blutzucker durch bestimmte Lebensmittel doch nicht so rasant ansteigt, wie ursprünglich angenommen. Auf normal gesüßte Leckereien muss heute kein Diabetiker mehr völlig verzichten. Ab und zu etwas Süßes, wenn notwendig mit der entsprechenden Anrechnung von BE, ist durchaus vertretbar.

Wie viel Gramm Zucker?

1 Würfelzucker entspricht ca. 3 g
1 gehäufter Teelöffel Zucker entspricht ca. 8 g
1 gehäufter Esslöffel Zucker entspricht ca. 20 g

Doch das ist nur die eine Seite der Medaille. Leider enthalten die meisten gesüßten Lebensmittel auch reichlich Kalorien. Typ-2-Diabetiker, die Übergewicht abbauen wollen, sollten den süßen Verführern besser aus dem Weg gehen. Süßes legt sich nämlich nicht nur auf die Hüften, sondern sättigt auch nur sehr kurzfristig. Der Griff zum nächsten Keks ist damit praktisch schon vorprogrammiert.

Die folgende Tabelle zeigt Ihnen eine kleine Auswahl an Lebensmitteln, die besonders zuckerhaltig und deshalb für Sie wenig empfehlenswert sind:

Lebensmittel (100 g bzw. 100 ml)	**Gehalt an Zucker in g**
Konfitüre, Honig	75 – 95
Lakritz, Gummibärchen	74 – 78
Baiser	64
Marzipan	50
Corn Pops	40
Sachertorte, 1 Stück	35
Rüeblitorte, 1 Stück	32
Schoko-Müsli	30
Mousse-Cremes	20 – 40
Käsesahnetorte, 1 Stück	22

Zuckeraustauschstoffe und Süßstoffe

Seit einigen Jahren gibt es süße Alternativen zum Zucker: Die Süßstoffe und Zuckeraustauschstoffe.

Zuckeraustauschstoffe, zu denen Sorbit, Xylit, Isomalt, Lactit, Mannit und Maltit zählen, liefern weniger Kalorien als Zucker. Sie schmecken süß und sie ersetzen darüber hinaus auch noch andere Eigenschaften des Zu-

ckers. So können mit diesen Stoffen beispielsweise Kuchen zubereitet oder Früchte eingekocht werden. Zuckeraustauschstoffe lassen den Blutzucker nur leicht und langsam ansteigen. Allerdings kann es bei manchen dieser Ersatzstoffe bei größerem Verbrauch zu unangenehmen Nebenerscheinungen wie zum Beispiel Blähungen oder Magen-Darm-Beschwerden kommen.
Fruchtzucker (Fructose) ist eigentlich auch ein Zuckeraustauschstoff, liefert allerdings genau so viele Kalorien wie Zucker. Der Vorteil von Fructose ist die starke Süßkraft – man benötigt wesentlich weniger zum Süßen als vergleichsweise mit Zucker. Außerdem kann Fruchtzucker teilweise insulinunabhängig vom Körper verwertet werden, was zu einem verlangsamten Blutzuckeranstieg führt. Kleinere Mengen können daher ohne BE-Anrechnung verwendet werden.
Süßstoffe hingegen sind für alle Diabetiker ohne Berechnung erlaubt, da sie kalorien- und kohlenhydratfrei sind. Sie sind optimal geeignet zum Süßen von Getränken, Süßspeisen, Kompott oder Saucen. Lange Zeit gab es in der Öffentlichkeit sehr kontroverse Diskussionen um diese süß schmeckenden, chemischen Substanzen und ihr mögliches gesundheitsgefährdendes Potenzial.
Heute weiß man, dass Süßstoffe in normalen Mengen gesundheitlich unbedenklich sind. Die gängigsten Süßstoffe sind Saccharin, Natriumcyclamat, Aspartame und Acesulfam-K.

Laut WHO beträgt die Obergrenze der täglichen Süßstoffmenge pro Kilogramm Körpergewicht:

Saccharin:	2,5 mg,
Natriumcyclamat:	12,5 mg,
Aspartame:	40 mg,
Acesulfam-K:	9 mg.

Essen im Restaurant

Damit Sie das Leben in vollen Zügen genießen können und auch die Freude an den schönen Dingen nicht zu kurz kommt, sollten Sie sich ab und zu einen richtig netten Abend gönnen. Vielleicht erst ins Kino und dann zum Italiener? Oder lieber zum Bowling und dann ins urige Wirtshaus um die Ecke? Kein Problem, denn selbst wenn Sie Ihren überflüssigen Pfunden den Kampf angesagt haben, müssen Sie nicht leben wie ein Asket.

Auch das Essen im Restaurant bietet Ihnen viele Möglichkeiten, gesund und fettarm zu genießen. Sie müssen nur einfach wissen, was Sie bestellen können, und vielleicht beim freundlichen Kellner hin und wieder einen Sonderwunsch äußern.

Hier ein paar Tipps, wie Sie im Restaurant garantiert kalorienarm schlemmen:

- **Finger weg vom Brotkorb!** Essen Sie sich nicht bereits am Brotkorb satt. Wenn Sie schon sehr hungrig sind, fragen Sie lieber nach einem Rohkostteller. Ein Glas Wasser, vor dem Essen getrunken, füllt den Magen ebenfalls vorübergehend.
- **Trinken Sie »verdünnt«.** Alkohol ist nur in Maßen geeignet, wenn Sie abnehmen möchten. Stoßen Sie mit Ihren Freunden doch einfach mit einer Weißweinschorle an. Der »gestreckte« Wein hat verhältnismäßig wenige Kalorien und schmeckt sehr spritzig. Mehr als zwei sollten es pro Abend allerdings auch nicht sein.
- **Vorspeisen – kein Problem, wenn es die richtigen sind.** Sie können ohne schlechtes Gewissen eine Vorspeise essen, wenn Sie die richtige wählen. Geeignet sind beispielsweise Salate – fragen Sie den Kellner unbedingt nach dem Dressing. Im Zweifels-

fall lassen Sie sich einfach Essig und Öl bringen. Oder Sie bestellen gegrillte Gemüse, wie sie beim Italiener und Griechen oft angeboten werden. Wenn Sie vielleicht den Eindruck haben, dass zu viel Öl dran ist – einfach unauffällig mit der Papierserviette abtupfen.

Gemüsesuppen wie Minestrone, geeiste Gurkensuppe oder auch klare Suppen mit einer leichten Einlage (z. B. Nudeln) sind ebenfalls ungefährlich für Ihr Kalorienkonto.

Meiden sollten Sie hingegen legierte, cremige Suppen, denn diese werden meist mit Sahne oder Schmand verfeinert. Wer es hingegen gerne so richtig herzhaft mag, kann eine Sülze essen. Gemüse-, Wurst- oder Kalbfleischsülzen haben meist wenig Fett. Allerdings sollten Sie bei den Beilagen besser auf die Bratkartoffeln verzichten. Fragen Sie den Kellner, ob Sie stattdessen die Sülze mit ein paar Salatblättern, Zwiebelringen und einem kleinen Schuss Essig angerichtet bekommen.

- **Hauptgerichte satt!** Egal, ob Sie italienisches, griechisches oder deutsches Essen bevorzugen – es gibt überall eine gute Auswahl an landestypischen Gerichten, die Sie bedenkenlos genießen können. Gerade die italienische Küche ist ein Schlaraffenland, wenn es um die gesunde Ernährung geht. Wenn Sie ein Nudelfan sind, kommen Sie hier voll auf Ihre Kosten.

  Beruhigt bestellen können Sie beispielsweise Pasta mit fruchtiger Tomatensauce, gebratenen Gemüsen, Meeresfrüchten oder Scampi. Nudeln in Käsesauce, überbackene Nudeln oder auch Calzone überlassen Sie besser den anderen.

  Auch mit Fisch liegen Sie immer richtig. Gebraten oder gegrillt, etwas verfeinert mit Kräutern, Knob-

lauch und Zitrone ist er ein gesunder, fettarmer Gaumenschmaus. Fragen Sie den Kellner zur Sicherheit nach der Zubereitungsart und bitten Sie im Zweifelsfalle darum, nicht zu viel Öl zu verwenden.
Aber auch die deutsche Küche hat einiges zu bieten. Wenn Ihnen beispielsweise der Sinn nach einem Wiener Schnitzel steht, schließen Sie einen Kompromiss und ordern Sie stattdessen ein Naturschnitzel. Sie können auch Tafelspitz bestellen, sollten allerdings Pell- oder Salzkartoffeln anstelle von Röstkartoffeln als Beilage wählen. Oder denken Sie an die Zeit des Spargels. An diesem köstlichen und gesunden Gemüse können Sie sich so richtig satt essen – wenn Sie die fettigen Saucen weglassen. Und wenn Sie einmal gar nicht wissen, was Sie von der Speisekarte wählen sollen, fragen Sie einfach nach einer Gemüseplatte.
Wer gerne asiatisch isst, hat ohnedies viele Joker in der Hand. Denn ob japanische Küche mit Fisch, Reis, Tofu und Soja oder thailändische mit viel Gemüse und Meeresfrüchte – das Essen ist meist leicht und bekömmlich.

- **Desserts.** Für manche Menschen ist ein Essen ohne ein Dessert nur halb so schön. Eine Möglichkeit ist, einfach die Vorspeise wegzulassen, um Kalorien für den Nachtisch zu sparen. Dann nämlich ist auch eine Quark- oder Joghurtspeise, eine Kugel Eis oder ein kleines Stück Käsekuchen ab und zu durchaus vertretbar.
  Oder Sie halten auf der Speisekarte Ausschau nach fruchtigen Desserts wie Fruchtsalat oder Erdbeeren und lassen einfach die Sahne weg.

Bewegung, die beste Medizin

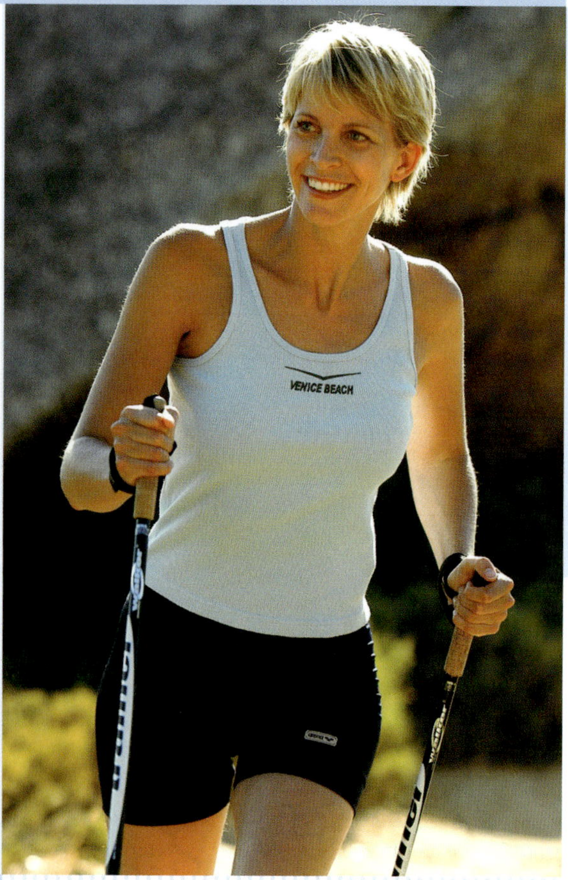

Aktiv sein – mehr vom Leben haben

Wir sitzen am Schreibtisch, stehen in der U-Bahn, lümmeln auf der Couch und liegen abends schließlich im Bett. Im Vergleich zu unseren Vorfahren, die viele Arbeiten von Felderbestellen bis Häuserbauen noch selbst verrichtet haben, beanspruchen wir unseren Körper heute kaum noch.
Noch vor 100 Jahren hat der Mensch mit seiner Muskelkraft 90 Prozent des Energieaufkommens bestritten. Heutzutage liegt dieser Wert unter einem Prozent – Maschinen haben uns die meiste Arbeit abgenommen. Wir sind bequem geworden und müssen die Konsequenzen dafür tragen. Fehlt es uns nämlich an Bewegung, gehen wir enorme gesundheitliche Risiken ein. Schließlich ist Bewegung die beste Prophylaxe, wenn es darum geht, orthopädische Beschwerden, hohem Blutdruck und Stoffwechselstörung zu begegnen.

Rezeptfrei die Gesundheit fördern

Gerade Typ-2-Diabetikern eröffnet körperliche Aktivität enorme Chancen: Experten sind davon überzeugt, dass vier von fünf Typ-2-Diabetikern ihre Erkrankung alleine durch ausreichend Bewegung und eine vernünftige, kalorienreduzierte Ernährung kontrollieren könnten.
Und das Beste am hochwirksamen Medikament »Bewegung«: Sie brauchen dafür kein Rezept, es kostet nichts, macht Spaß und ist nebenwirkungsfrei – fast. Denn mit einer Nebenwirkung müssen Sie vermutlich rechnen:

Dem Kauf von neuen Hosen oder Röcken, weil Ihre alten einfach zu weit geworden sind!
Als Typ-2-Diabetiker profitieren Sie von regelmäßiger körperlicher Aktivität gleich mehrfach: Sie bekommen Ihr Gewicht besser in den Griff, da Ihr Körper beim Sport zusätzliche Kalorien verbrennt. Sie senken Ihren Blutzucker und machen Ihren Körper wieder empfindlicher gegenüber dem noch vorhandenen Insulin. Und das besondere Extra: ein großes Plus an Lebensfreude und ein positives Lebensgefühl!

Bewegung bringt viele Vorteile

- Gewichtsreduktion: Wer sich bewegt, verbraucht mehr Kalorien,
- Blutzuckersenkung: Bewegung verbessert die Wirkung von Insulin,
- Verbesserung des Fettstoffwechsels: Das schlechte LDL und Triglyceride werden gesenkt, das gute HDL angehoben,
- Blutdrucksenkung: Positive Auswirkung auf das Herz-Kreislauf-System,
- reduzierter Medikamentenbedarf: Weniger Insulin und blutzuckersenkende Tabletten sind nötig (Absprache mit dem Arzt!),
- gesteigertes Wohlbefinden: Sport entspannt, macht fit und schenkt Lebensfreude.

Aber wie viel Bewegung ist denn genug? Während es für den einen schon eine Meisterleistung ist, wenn er ins Büro radelt, muss ein anderer täglich mindestens eine Stunde Joggen, um sich wirklich ausgeglichen zu fühlen. Bewegung ist also ein sehr dehnbarerer Begriff. Wichtig ist für Typ-2-Diabetiker vor allem, dass

Bewegung zu einem festen Bestandteil des Wochenablaufs wird. Ob Sie Rad fahren, laufen, walken, wandern oder schwimmen, bleibt dabei ganz Ihnen überlassen. Mit körperlicher Anstrengung ist übrigens nicht immer nur »Sport« gemeint. Auch Garten- und Hausarbeit, Spazieren gehen oder leichte Gymnastik haben bereits positive Auswirkungen auf den Stoffwechsel. Worauf es ankommt, ist ein zusätzlicher Energieverbrauch von mindestens 800 bis 1000 kcal pro Woche.

Mit ausreichender Bewegung und gesunder Ernährung kann ein Typ-2-Diabetes zurückgedrängt werden.

Die positiven Effekte körperlicher Aktivität stellen sich allerdings nur dann ein, wenn

- die Bewegung regelmäßig, das heißt mehrmals wöchentlich (zwei- bis dreimal pro Woche) ausgeübt wird,
- die Bewegungseinheiten jeweils mindestens 20, besser noch 30 Minuten umfassen, und
- Dauer und Intensität allmählich gesteigert werden.

Sie sehen, es sind keine Spitzenleistungen notwendig, um den Stoffwechsel in gesunden Bahnen zu lenken und die Pfunde purzeln zu lassen. Was zählt, sind die kleinen »Häppchen« an Bewegung – vorausgesetzt, sie werden regelmäßig zugeführt.

Abseits davon können Sie in Ihrer Bewegungsbilanz mehr auf der Plus-Seite verbuchen, indem Sie einfach in Ihrem Alltag aktiver werden und mehrere kleine Bewegungseinheiten in Ihren Tagesablauf einbauen. Das könnte folgendermaßen aussehen:

- Treppensteigen, anstatt den Lift oder die Rolltreppe zu benutzen,
- mit dem Fahrrad und nicht mit dem Auto zum Einkaufen fahren,
- eine Station früher aus Bus oder Bahn steigen und den restlichen Weg zu Fuß gehen,

- den Rasen selber mähen, anstatt den Nachbarsjungen mähen zu lassen,
- öfter mal Unkraut jäten und Laub fegen,
- beim Telefonieren aufstehen und auf den Zehenspitzen wippen,
- beim Zähneputzen auf der Stelle »marschieren«,
- nach dem Mittagessen einen kurzen, strammen Spaziergang einlegen,
- mit Freunden zum Kegeln anstatt (nur) zum Essen gehen.

Welchen Gewinn schon gewöhnliche Alltagsaktivitäten bringen, zeigt sich auch bei Hundebesitzern. Herrchen und Frauchen bewegen sich nämlich mindestens eine Stunde täglich an der frischen Luft. Egal, ob zügig oder eher gemächlich – der Auslauf für die vier Pfoten hält den Besitzer gesund. Aktuelle Statistiken zeigen, dass bei ihnen weniger Krankheitstage anfallen, sie bessere Blutwerte haben und auch seltener an Herz-Kreislauf-Beschwerden leiden.

Welche Sportarten bei Diabetes?

Eigentlich spielt es keine große Rolle, für welchen Sport Sie sich entscheiden. Letztlich zählt nur, dass Sie aktiv werden und auch etwas Spaß daran haben. Denn neben den sichtbaren Erfolgen wie eine schlankere Taille ist die Freude an der Bewegung der einzige zuverlässige Garant dafür, dass Sie dran bleiben. Was nutzt es Ihnen, wenn Sie schwitzend mit hochrotem Kopf durch den Wald joggen, wenn Sie an nichts anderes als das Ende der Trainingseinheit denken können? Das sind denkbar schlechte Voraussetzungen, um eine Sportart wirklich langfristig zu betreiben. Wenn Sie also zu den Menschen zählen, die schon zum x-ten Mal mit dem Joggen begonnen haben, aber nach kurzer Zeit die Lust auf der Strecke geblieben ist, dann haben Sie wahrscheinlich einfach nur die falsche Sportart ausgewählt.

Versuchen Sie es doch besser mit einer Alternative, die Ihnen persönlich mehr liegt. Vielleicht ist beispielsweise Nordic Walking, das strammen Gehen mit Stöcken, mehr nach Ihrem Geschmack?

Ein weiterer Lustkiller in Sachen Bewegung ist übrigens »Über-Motivation«. Unabhängig davon, ob Sie radeln, schwimmen, laufen oder walken gilt: Wenn Sie bisher wenig oder gar nicht körperlich aktiv waren, gehen Sie es langsam an. Schalten Sie nicht gleich in den Turbo-Gang, sondern gewöhnen Sie Ihren Körper ganz allmählich an die neue Belastung. Wer sich schon am Anfang überfordert, ist oft schnell frustriert.

Der richtige Einstieg in ein bewegtes Leben

Unabhängig davon, welche Sportart Sie wählen, sollten Sie folgende Tipps unbedingt beherzigen:

- **Sprechen Sie zuerst mit Ihrem Arzt!** Eine ärztliche Untersuchung ist unbedingt erforderlich! Lassen Sie sich auch Tipps in Sachen Training und Trainingspuls geben. Diabetiker, die mit Insulin oder Sulfonylharnstoffen behandelt werden, müssen zusätzlich mit dem Arzt über die Reduktion der Dosis und die Aufnahme von zusätzlichen Kohlenhydraten sprechen!
- **Das Zauberwort heißt Regelmäßigkeit.** Nur wer regelmäßig trainiert, kann von den positiven Effekten des Ausdauertrainings profitieren. Eine einzelne Sportstunde verbessert Ihren Blutzucker noch nicht nachhaltig und lässt auch die Pfunde noch nicht

Welche Sportarten bei Diabetes?

purzeln. Es wird schon ein paar Wochen dauern, bis Sie erste Fortschritte spüren. Trotzdem dranbleiben!

- **Gehen Sie es langsam an.** Geben Sie Ihrem Körper immer genügend Zeit, sich an größere Herausforderungen zu gewöhnen und vermeiden Sie zu große Belastungssteigerungen. Überanstrengen Sie sich nicht.
- **Mindestens zwei Trainingseinheiten wöchentlich.** Für ein regelmäßiges Ausdauertraining sollten Sie mindestens zweimal pro Woche einplanen. Drei Einheiten wären optimal.
- **Gönnen Sie sich Pausen.** Geben Sie Ihrem Körper nach einer anstrengenden Trainingseinheit ausreichend Zeit zum Regenerieren.
- **Kein Training, wenn Sie krank sind!** Trainieren Sie nicht, wenn Sie an einem fieberhaften Infekt leiden. Auch, wenn Sie sich nur krank »fühlen«, sollten Sie besser eine Pause einlegen. Behalten Sie Ihre Gesundheit stets im Auge.
- **Wenn Sie unsicher sind – fragen Sie Ihren Arzt oder einen Trainer.** Sind Sie unsicher bezüglich Ihrer Trainingsintensität? Haben Sie das Gefühl, dass Sie sich ständig überfordern oder unterfordern? Bei solchen Fragen sollten Sie sich an Ihren Arzt oder auch an einen Trainer wenden.

Am besten, Sie besprechen Ihre Ambitionen in Sachen Sport zuerst mit Ihrem Arzt. Er kann Ihnen sicherlich hilfreiche Tipps in Sachen Trainingsdauer, Intensität und Trainingspuls geben. Ein Arztbesuch ist ohnedies unbedingt notwendig, bevor Sie Ihre Laufschuhe schnüren oder sich in den Sattel schwingen. Denn es gibt durchaus medizinische Gründe, die Sport nur in begrenztem Umfang oder manchmal gar nicht erlauben. So können beispielsweise fortgeschrittene Nervenstörungen an den Füßen, arterielle Verschlusskrankheiten, spezielle Formen der Retinopathie, eine starke Mikroalbuminurie oder auch ein schwer einstellbarer, hoher Blutdruck gegen eine ausgiebige sportliche Betätigung sprechen.

Muskeln oder Ausdauer?

Muskeln können im Kampf um die schlanke Silhouette und einen intakten Stoffwechsel wahre Wunder vollbringen. Denn je mehr Muskeln wir haben, umso höher ist auch der Grundumsatz unseres Körpers, da die Muskelzellen auch im Ruhezustand Energie verbrennen. Das heißt, Muskeln helfen uns beim Abnehmen! Je mehr Fettmasse in Muskelmasse umgewandelt wird, umso höher ist auch der Energieverbrauch des Körpers – selbst, wenn wir gar nicht aktiv sind. Muskelaufbau ist, selbst für Senioren, unter Anleitung äußerst sinnvoll und fördert die Gesundheit.

Suchen Sie sich eine Diabetes-Sportgruppe! Dort treffen Sie Gleichgesinnte und trainieren unter professioneller Anleitung.

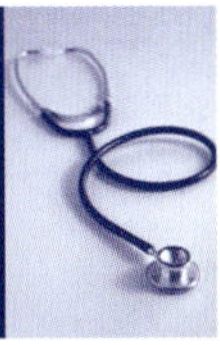

Ausdauertraining hingegen stärkt nicht nur das Herz-Kreislauf-System, sondern lässt auch das Fett schmelzen. Vorausgesetzt, Sie trainieren richtig. Wer also oft genug, zwei- bis dreimal pro Woche, lang genug, mindestens 20 bis 30 Minuten, und in der richtigen Intensität trainiert, also nicht zu heftig, der wird schon bald die positiven Effekte bemerken.

Was die Pölsterchen schmelzen lässt

Fettverbrennung ist einer von zwei Wegen, den unser Körper beschreitet, um Energie zu gewinnen. Denn neben der Fettverbrennung gibt es natürlich auch noch die Bereitstellung von Energie aus Kohlenhydraten, also letztendlich aus Zucker. Bei der Fettverbrennung werden vom Körper freie Fettsäuren verbrannt. Diese gewinnt unser Organismus, indem er Depotfett – eben die ungeliebten Pölsterchen – in kleine Teile zerlegt. Im Vergleich zur Energiegewinnung aus Kohlenhydraten ist die aus Fett verhältnismäßig kompliziert. Dafür aber gewinnt unser Körper dabei mehr Energie.

Fettverbrennung findet im Körper rund um die Uhr statt. Schließlich verbraucht unser Körper auch Energie, während wir schlafen, und nicht nur dann, wenn wir aktiv sind.

Ideal wäre sicherlich die Kombination aus Muskel- und Ausdauertraining. Falls Ihnen die Entscheidung schwer fällt, sollten Sie sich aber prinzipiell immer für eine Ausdauersportart entscheiden. Oder haben Sie schon einmal darüber nachgedacht, ein Fitnessstudio zu besuchen? Dort können Sie nämlich ohne großen Aufwand gleichzeitig Ihre Muskeln stählen und auf dem Laufband oder Fahrrad unzählige Ausdauer-Kilometer bewältigen.

Die Zeiten, in denen hauptsächlich muskelbepackte Bodybuilder vor dem Spiegel Hanteln stemmten, sind längst vorbei. Immer mehr Menschen aller Altersstufen gehen regelmäßig ins Fitnessstudio. Sei es, dass Sie aufgrund orthopädischer Probleme ihre Rückenmuskulatur stärken müssen oder einfach, weil Sie gezielt Fett abbauen wollen. Nicht zu unterschätzen ist auch der Vorteil

der kontinuierlichen Betreuung durch einen versierten Trainer. Ob ein Trainer die notwendige Qualifikation mitbringt, lässt sich in einem Einführungsgespräch rasch feststellen.
Sind Sie stark übergewichtig? Dann sollten Sie darüber nachdenken, mit einer möglichst gelenkschonenden Sportart wie Schwimmen oder Radfahren zu beginnen. Denn auch wenn Sie etwas molliger sind und Ihnen Ihre Pölsterchen manchmal im Weg sind: Überlassen Sie den Sport nicht den schlanken Zeitgenossen. Fangen Sie einfach mit einem ganz leichten Training an.
Wichtig ist, dass Sie als Neueinsteiger nicht einfach loslegen, sondern sich vorher überlegen, welche Sportart zu Ihnen passen könnte. Neben persönlichen Vorlieben spielen auch Alter, Lebenssituation und schließlich auch die Ergebnisse des Check-ups durch Ihren Arzt eine wichtige Rolle. Nachstehend finden Sie Kurzportraits der wichtigsten Ausdauersportarten.

Nordic Walking, der Volkssport der Finnen

Gehen ist für den Menschen die natürlichste Bewegungsform. Und mit Stöcken in der Hand, wie beim Nordic Walking, ist flottes Gehen sogar noch effizienter – über 90 Prozent aller Muskeln werden durch den finnischen Nationalsport trainiert. Denn die Stöcke sorgen dafür, dass auch die Muskeln im Oberkörper so richtig in Schwung kommen.
Zu verdanken haben wir das »Stockgehen« den Finnen. Genauer gesagt, den Trainern ihrer Skilanglaufmannschaften. Die nämlich haben den Langlauf ohne Schnee erfunden. Schon lange überbrücken die finnischen Spitzenskilangläufer das Sommerhalbjahr, indem sie ohne Ski, aber mit Stöcken auf den schneelosen Loipen spurten.

Bewegung, die beste Medizin
Welche Sportarten bei Diabetes?

Gleich welche Altersgruppe, ob Sportneuling oder Profi: Nordic Walking wird auch in Deutschland immer beliebter. Zum einen bietet das schnelle Gehen mit Stöcken den Vorteil, dass es zu den praxistauglichen Sportarten gehört. Es ist keine aufwändige Ausrüstung nötig – alles, was Sie brauchen, sind die entsprechenden Nordic-Walking-Stöcke, Sportbekleidung und Turnschuhe. Es ist simpel in der Durchführung, denn schließlich sind wir von Kindesbeinen an im Gehen geübt. Darüber hinaus lässt sich Walken problemlos in den Alltag integrieren. Sie müssen dazu weder in ein Fitnessstudio gehen noch Mitglied in einem Verein werden. Sondern Sie können einfach loslegen – alleine oder mit sportlich Gleichgesinnten. Zum anderen kann der Finnensport mit einer Fülle an positiven Effekten für den Körper ebenso wie für die Seele aufwarten.
Dieses breite Spektrum an Vorteilen hat sich inzwischen herumgesprochen – für viele ist Nordic Walking die lang gesuchte Alternative zum Joggen. Der Sport ist für alle – jung wie alt - gleichermaßen geeignet, belastet die Gelenke dank der Stöcke deutlich weniger als Joggen, und trainiert dabei mehr Muskeln. Unter anderem deshalb, weil zur Fortbewegung wesentlich mehr Muskeleinsatz erforderlich wird. Beim Walken sind die so genannte Stützmuskulatur, also die Muskeln an den Oberschenkeln, den Waden, am Rücken und am Po, und die Armmuskulatur stärker an der Bewegung beteiligt. Diese Mehrarbeit erhöht auch den Energieverbrauch. Was letztlich dazu führt, dass überflüssige Pfunde leichter von den Rippen schwinden.
Wie funktioniert Nordic Walking? Technik und Bewegungsablauf sind dem Skilanglauf sehr ähnlich. Bevor Sie aber gleich nach Ihren neuen Stöcken greifen, be-

Die Gelenksbelastung ist beim Joggen bis zu viermal höher als beim Nordic Walking.

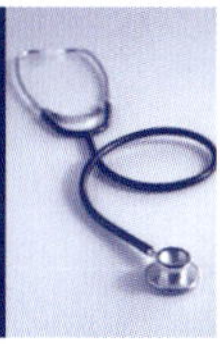

obachten Sie sich zuerst einmal selbst beim Gehen. Sie werden feststellen, dass sich immer das rechte Bein und der linke Arm beziehungsweise das linke Bein und der rechte Arm gleichzeitig nach vorne bewegen. Dieser natürliche diagonale Bewegungsablauf ist ein wesentliches Element des Nordic Walking. Vergrößern Sie jetzt auch noch die Schrittlänge ein wenig und lassen die Arme etwas aktiver und parallel zum Körper schwingen, trainieren Sie bereits Grundlegendes für die richtige Technik, und es fehlen nur noch die Stöcke.
Mittlerweile gibt es fast überall in Deutschland Nordic-Walking-Gruppen – ideal für Menschen, die gerne mit Gleichgesinnten Sport treiben. Der Vorteil einer solchen Gruppe: Sie starten von Anfang an mit der richtigen Walking-Technik, da meist ein Trainer oder zumindest erfahrene Nordic Walker mit zur Stammbesetzung gehören.

Joggen bringt Sie auf Trab

Viele Nicht-Sportler glauben, Jogger quälen sich beim Laufen. Doch wer sich einmal selbst aufgerafft hat und längere Zeit dabei bleibt, merkt schnell, wie gut das Laufen tut. Und – der konsequente Läufer wird mit dem viel zitierten »Runners High« belohnt, dem Glücksgefühl, das durch Ausschüttung von Endorphinen erzeugt wird. Voraussetzung für das Strömen dieser Glückshormone ist allerdings regelmäßiges Training.

Laufen ist, ebenso wie das Gehen, eine kinderleichte Sache. So denken zumindest die meisten. Doch auch beim Joggen ist die Technik und vor allem die richtige Trainingsintensität ein wesentlicher Faktor. Maß und Methode des Trainings entscheiden schließlich darüber, ob das Joggen tatsächlich gesundheitsfördernd ist. Viele Anfänger machen den Fehler, ihren Körper hoffnungslos zu überfordern. Zu schnell, zu hektisch, zu weit – das bringt nur kurzen Atem, Erschöpfung und viel Muskelkater. Der Gesundheit nutzt das aber herzlich wenig. Doch das soll Ihnen den Spaß am Laufen nicht verderben. Denn wenn Sie es langsam angehen lassen, kann nicht viel schief gehen. Als Faustregel gilt beim Joggen immer: Wählen Sie die Intensität des Trainings so, dass Sie sich während des Laufens unterhalten können. Das macht mehr Spaß und gewährleistet das optimale Lauftempo.

Die richtige Trainingsintensität

Der Effekt eines Trainings sollte weder an der Schweißmenge noch am morgendlichen Muskelkater beurteilt werden. Die Herzfrequenz ist die einzige zuverlässige Messgröße, nach der die individuelle Trainingsbelastung bestimmt werden kann.

Die Herzfrequenz gibt an, wie oft das Herz in der Minute schlägt. Die Messung der Herzfrequenz ist also nichts anderes als die Pulsmessung. Bei jedem Training gibt Ihr Herz den Takt an! Deshalb ist es besonders wichtig, dass Ihr allererster Lauf jener zum Arzt ist. Im Rahmen dieses Check-ups wird dann auch ein Belastungs-EKG durchgeführt. Das ist wichtig, denn anhand der Ergebnisse kann der Arzt gemeinsam mit Ihnen den für Sie günstigen Trainingsbereich (Trainingspuls) festlegen. Über-, aber auch Unterforderung können so vermieden werden.

Die einfachste Art, die Herzfrequenz beim Sport zu bestimmen, ist die manuelle Pulsmessung. Unterbrechen Sie dafür kurz Ihr Training und messen Sie mit Ihren Fingerspitzen für zehn Sekunden Ihren Puls am Handgelenk. Multiplizieren Sie diesen Wert mit sechs, und Sie wissen, wie hoch Ihr Puls beziehungsweise Ihre Herzfrequenz ist. Sie erhalten so einen guten Richtwert. Ganz genau ist die manuelle Messung leider nie, weil Ihr Puls in der Sekunde, in der Sie für die Messung stehen bleiben, flacher wird. Wesentlich genauer arbeiten hier digitale Herzfrequenz-Messgeräte. Mit Hilfe dieser Geräte kann der genaue Puls bequem bestimmt werden, ohne dass dafür das Training unterbrochen werden muss.

Egal, wie schnell oder langsam Sie laufen, Sie verbrennen bei dieser Sportart ordentlich Kalorien. Zwischen 600 und 700 sind es ungefähr pro Stunde – je nachdem, wie intensiv Sie trainieren. Natürlich ist das nicht die einzige positive Auswirkung des Joggens, aber im Kampf um die Pfunde und den Diabetes sicherlich eine sehr wichtige. Davon profitieren Herz-Kreislauf-System, die Blutgefäße, die Lunge, der gesamte Stoffwechsel, Muskeln, Nerven und Immunsystem enorm. Allerdings setzt Laufen, im Gegensatz zum Nordic Walking, voraus, dass Ihr Bewegungsapparat belastungsfähig ist. Knochen, Gelenke und Bänder müssen gesund sein, sonst schadet Joggen mehr als es nützt.

Treten Sie in die Pedale

Lassen Sie sich den Wind um die Nase wehen. Satteln Sie Ihren Drahtesel und radeln Sie über Felder, Wiesen und durch Wälder. Genießen Sie die Natur in vollen

Zügen – das ist vom hohen Ross aus besonders schön. Und bringt Ihrem Körper so ganz nebenbei eine Menge gesundheitlicher Vorteile.

Radfahren ist besonders für Menschen geeignet, die deutlich ein paar Pfunde zu viel mit sich herumtragen, denn das Körpergewicht wird vom Fahrrad getragen. Eine Überbelastung von Gelenken und Wirbelsäule ist beim Radeln deshalb nicht zu befürchten. Voraussetzung dafür ist aber, dass die Sitzposition eher aufrecht und die Sattelhöhe richtig eingestellt ist. Beim Treten sollte die Streckung des Beins fast erreicht werden. Die zyklische Tretbewegung stärkt zudem auch die Gelenkknorpel – davon profitiert insbesondere das Knie. Einem möglichen Gelenksverschleiß kann so vorgebeugt werden.

Zusätzlich kräftigt das »Pedaletreten« auch die Rückenmuskulatur und hält die Bandscheiben geschmeidig. Doch auch Ihr Herz-Kreislauf-System und vor allem Ihr Stoffwechsel werden es Ihnen danken, wenn Sie Ihren Drahtesel regelmäßig aus seinem Stall holen.

Radfahren ist eine ideale Einsteigersportart. Es muss keine aufwändige neue Ausrüstung angeschafft werden – fast jeder hat ein Fahrrad in Garage oder Keller, und es gibt keine Technik, die erlernt werden muss. Da der Muskeleinsatz beim Radfahren etwas geringer ist als beispielsweise beim Laufen oder Walken, ist auch der Kalorienverbrauch etwas niedriger. Deshalb sollten Sie nach der Einsteigerphase versuchen, Ihr Radel-Pensum etwas noch oben zu schrauben. Ungefähr 300 kcal verbrennt Ihr Körper, wenn Sie eine Stunde moderat in die Pedale treten.

Übrigens: Zu einer guten Ausrüstung gehört auch ein Fahrradhelm, um bei Stürzen Kopfverletzungen zu vermeiden.

Machen Sie es wie die Nixen

Ein herrliches Gefühl – fast schwerelos durch das Wasser zu gleiten. Zu verdanken haben wir das Wissen um den Auftrieb eines Körpers im Wasser einem Mann namens Archimedes. In seiner Marmorbadewanne sitzend, machte der Grieche schon früh in der Menschheitsgeschichte die Entdeckung, dass auf einen Körper, der ins Wasser getaucht ist, von unten Kräfte wirken.

Schwimmen ist unter orthopädischen Gesichtspunkten eine der gesündesten Sportarten überhaupt, da durch das Phänomen Auftrieb Knochen, Gelenke und Bänder wenig belastet werden. Dafür werden die Muskeln in Armen, Beinen und Rumpf gleichermaßen beansprucht und das Herz-Kreislauf-System effektiv trainiert. Einen Energieverbrauch von ca. 150 kcal können Sie nach einer halbe Stunde Schwimmen auf Ihr Konto buchen.

Anders als beim Radfahren setzt Schwimmen etwas Technik voraus. Wer falsch krault, schadet beispielsweise seiner Halswirbelsäule. Aber auch beim Brustschwimmen gibt es einiges zu beachten. Wer wie eine Schildkröte, den Kopf weit aus dem Wasser gereckt, seine Bahnen zieht, darf sich nicht wundern, wenn der Nacken verspannt ist und Rücken irgendwann weh tut – schließlich geht diese Haltung auf die Rückenwirbelsäule. Aus Angst um die Frisur sollte niemand Rückenschmerzen riskieren. Wer bei Brustschwimmen den Kopf ein wenig eintaucht und wieder heraushebt schwimmt gesünder und sorgt gleichzeitig für eine regelmäßigere und tiefere Atmung.

Einige kleine Vorbereitungen sorgen dafür, dass der Spaß bestimmt nicht baden geht:

- Gehen Sie nie mit vollem Bauch schwimmen! Gönnen Sie Ihrem Körper zwei Stunden Pause, bevor

Sie durch den Pool pflügen. So wird Ihr Atem- und Bewegungsrhythmus nicht von Völlegefühl beeinträchtigt.

- Menschen mit niedrigem Blutdruck sollten sich bei großen Temperaturunterschieden zwischen Wasser und Luft erst abkühlen. Stecken Sie einfach erst die Hände bis zur Pulsader ins Wasser und arbeiten Sie sich denn systematisch über Unter- und Oberarme vor.
- Schützen Sie Ihre Augen vor Chlor und verwenden Sie eine Schwimmbrille.
- Cremen Sie sich vor dem Schwimmen mit einer fetthaltigen Lotion ein, um sich besser vor Austrocknung durch Chlorwasser zu schützen.

Wassertemperaturen unter 20 Grad Celsius sind für das Ausdauerschwimmen weniger geeignet, da der Körper schneller auskühlt.

Was Diabetiker beim Sport beachten müssen

Diabetiker, die einen sorgfältigen Check-up bei Ihrem Arzt durchgeführt und daraufhin grünes Licht bekommen haben, können nun unbeschwert ihrem neuen Hobby frönen.

Für sie gilt nur, was allen Sportlern ein wichtiger Grundsatz sein sollte: Nichts übertreiben! Viel hilft nicht unbedingt immer viel und ein Zuviel kann schnell die Freude an der Bewegung trüben.

Seien Sie geduldig mit Ihrem Körper und erwarten Sie nicht, dass er nach jahrelanger Sportabstinenz sofort Höchstleistungen vollbringt. Wenn Sie anfänglich nur 500 Meter laufen oder drei Bahnen schwimmen können, ist das kein Grund, aufzugeben. Bleiben Sie

dran, und Sie werden schnell merken, dass Ihnen die Bewegung von Mal zu Mal leichter fällt und Sie bald die doppelte Strecke bewältigen können.
Obwohl das Thema in den vorangegangenen Seiten nie explizit erwähnt wurde: Dehnen vor und nach der Belastung ist auch für Hobbysportler wichtig – vor allem für Jogger und Nordic Walker.

Als Diabetiker sollten Sie beim Sport immer ihren Diabetiker-Ausweis dabei haben. Informieren Sie sicherheitshalber auch Ihre Mitsportler über Ihren Diabetes.

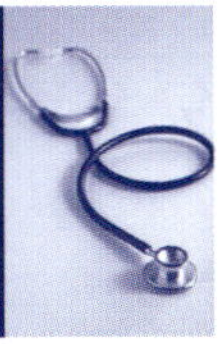

Eine andere Sache ist vor allem für die »Fußarbeiter« unter den Sportlern wichtig: Die Wahl des richtigen Schuhs. Hierauf sollten gerade Diabetiker besonderes Augenmerk legen, da sonst die Gefahr von Druckstellen, die sich entzünden können, droht. Diese können unter anderem entstehen, wenn es zu starker Reibung zwischen Schuh und Fuß kommt. Ein solcher Scheuereffekt tritt beispielsweise ein, wenn die Schuhe etwas zu groß sind und man damit abwärts geht oder läuft– innerhalb kürzester Zeit können hier Blasen entstehen.
Auch die Socken müssen sorgfältig gewählt werden. Eng, aber nicht zu eng, und faltenfrei sollten sie am Fuß liegen, damit Blasen und aufgeriebene Stellen vermieden werden.

Sport unter Insulin oder Sulfonylharnstoffen

Bei körperlicher Anstrengung sinkt der Blutzucker – ein an sich sehr wünschenswerter Effekt. Während aber bei gesunden Menschen der Körper dafür sorgt, dass es zu keiner Unterzuckerung kommt, müssen manche Typ-2-Diabetiker selbst darauf achten, dass der Blutzucker im grünen Bereich bleibt. Das gilt hauptsächlich für all jene, die Insulin spritzen oder mit Sulfonylharnstoffen behandelt werden. Sie sollten, wenn möglich, Sport und Bewegung möglichst nach Zeitpunkt, Intensität und Dauer planen und entsprechende Vorbereitungen treffen. Für den Typ-2-Diabetiker kann das unter Umständen bedeuten, dass die Insulindosis oder die Tablettendosis reduziert werden muss und/oder zusätzlich Kohlenhydrate, so genannte Sport-BE, gegessen werden sollten. Diabetes, der mit Insulin oder Sulfonylharnstoffen behandelt wird ist bestimmt kein Grund, dem Sport zu entsagen, setzt aber voraus, dass Sie Ihre Therapie entsprechend anpassen können. Sprechen Sie unbedingt mit Ihrem Arzt darüber!

Basis all dieser Maßnahmen ist die Messung des Blutzuckers. Um die individuelle Anpassung beim Sport vornehmen zu können, ist es erforderlich, dass vor, während und nach der Belastung der Blutzucker getestet und dokumentiert wird.

Wichtig ist auch, dass Sie beim Sport nicht nur Ihren Diabetiker-Ausweis mit sich führen, sondern auch für den Fall einer Unterzuckerung immer vorsorgen und zusätzliche »Not-BEs« (z. B. Traubenzucker) in der Tasche haben.

Gold für Diabetiker

Sie heißen Carsten Fischer, Dimo Wache, Steven Redgrave und Gary Hall und haben eines gemeinsam: Sie alle sind Diabetiker die der Welt zeigen, dass sportlichen Höchstleistungen trotz Zuckerkrankheit möglich sind.

Bewegung, die beste Medizin

Was Diabetiker beim Sport beachten müssen

Immer wieder demonstrieren zuckerkranke Leistungssportler eindrucksvoll, dass Spitzensport und Diabetes sich nicht ausschließen müssen. Carsten Fischer, deutscher Hockey-Nationalspieler, wurde mit seiner Mannschaft 1992 Olympiasieger in Barcelona. Dimo Wache, Torwart des Fußball-Bundesligisten FSV Mainz 05, erfuhr vor fünf Jahren, dass er an Diabetes leidet. Trotzdem spielt der Mainzer mit seiner Mannschaft heute in der 1. Bundesliga. Steven Redgrave, mit 40 Jahren in Sydney 2000 zum fünften Mal Goldmedaillengewinner, ruderte der Konkurrenz seit Jahren auf und davon. Gary Hall gewann ebenfalls bei den Olympischen Spielen 2000 – seine Goldmedaille über 50 Meter Freistil widmete er spontan allen Diabetespatienten in der Welt. Also genau genommen auch Ihnen. Lassen Sie sich anstecken von diesen Menschen, die sich trotz ihrer Stoffwechselerkrankung nie davon abbringen ließen, ihrer Leidenschaft, dem Sport, nachzugehen.

Literatur

Der große Ratgeber Vitamine, Mineralstoffe, Nahrungsergänzungsmittel. Verlag Das Beste, 2001
DiabetesProfi. Kirchheim-Verlag, Februar / August / Oktober 2004
Friesewinkel, Harald: Das Wichtigste über Diabetes. Knaur, 2004
Froesch, E. Rudolf / Matelli, Elisabetta: Diabetes, 600 Fragen – 600 Antworten. Midena, 2001
Geiger, Ludwig V.: Gesundheitstraining. BLV, 1999
Mühlfriedel, Bernd: Trainingslehre. Diesterweg, 1996
Müller, Sven-David / Pfeuffer, Christiane: Genussvoll essen bei Diabetes. Knaur, 2003
Müller, Sven-David: Diabetes-Ampel. Knaur, 2003
Polunin, Miriam: Die 50 besten Lebensmittel für Ihre Gesundheit. Mosaik, 1998
Pramann, Ulrich: Das Wohlfühl-Buch. Südwest, 1997
Praxmayer, Claudia: Kalorien nach Plan. Midena, 1999
Roßmeier, Armin: Nährwerttabelle. Südwest, 1996
Schatz, Helmut (Hrsg.): Diabetologie kompakt. Thieme, 2004
Schmiedel, Volker: Typ-2-Diabetes. Heilung ist möglich. Haug, 2004
Standl, Eberhard / Mehnert, Hellmut: Das große Trias-Handbuch für Diabetiker. Trias, 2001
Standl, Eberhard: Diabetes schnell verstehen und richtig handeln. Trias, 2002
Teuscher, Arthur: Gut leben mit Diabetes Typ 2. Trias, 2002
Wenzel, Bettina: Nordic Walking – Schritt für Schritt gesund und fit. Goldmann, 2003

Register

Diabetes-Ampel

Inhalt

Folgekomplikationen vermeiden

Wie Sie die Tabelle nutzen können

Sehr geehrte Damen und Herren,

in den letzten Jahrzehnten wurde in den Industrienationen ein stetiger Anstieg chronischer nicht übertragbarer Krankheiten festgestellt. Dabei gelten Übergewicht und Adipositas, das metabolische Syndrom, Diabetes mellitus und Herz-Kreislauf-Erkrankungen als zumindest anteilig ernährungsabhängig und vom Lebensstil mit beeinflusst. Dass der Diätetik bei Diabetes mellitus eine wichtige Rolle in der Vorbeugung und Therapie zukommt, ist heute unbestreitbar wissenschaftlich nachgewiesen.

Diabetes mellitus ist eine chronische Stoffwechselerkrankung, bei der der Blutzuckerspiegel über die Normalwerte hinaus erhöht ist. Die direkte Ursache für die erhöhten Blutzuckerwerte ist das Fehlen oder verminderte Wirken des in den Betazellen der Langerhans'schen Inseln der Bauchspeicheldrüse gebildeten Insulins. Dieses Hormon ist für die Blutzuckerregulation maßgeblich verantwortlich. Als Folge des Diabetes mellitus, der umgangssprachlich oft als Zuckerkrankheit bezeichnet wird, können die Körperzellen nicht ausreichend mit Glukose versorgt werden, der Blutzuckerspiegel steigt und bei Überschreiten eines bestimmten Blutzuckerspiegels – der so genannten Nierenschwelle – wird die Blutglukose mit dem Harn ausgeschieden.

Diabetes mellitus ist eine klassische Volkskrankheit. Allein in Deutschland sind aktuell rund 6 Millionen Menschen davon betroffen. Die Weltgesundheitsorganisation WHO beschreibt eine weltweite Diabetes-Epidemie. Insbesondere der Typ 2 Diabetes, der vorwiegend ältere übergewichtige Menschen betrifft, nimmt ständig zu. Ein Typ 2 Diabetes mellitus bricht aus, wenn bei einer genetischen Prädisposition Menschen übergewichtig werden und sich zu wenig bewegen. Diabetes ist eine schwerwiegende Erkrankung, die niemals auf die leichte Schulter genommen werden darf.

Diabetes mellitus ist in Deutschland die häufigste Ursache für einen tödlichen Herzinfarkt, für das Nierenversagen und die Dialysepflicht, die Amputation der unteren Extremitäten sowie die Erblindung.

Der Diabetes mellitus erfordert eine hohe Eigenverantwortung bei den Betroffenen. Große Teile der Therapie übernehmen gut geschulte Diabetiker heute selbst. Ohne die aktive Mithilfe des Patienten lässt sich die Krankheit nicht beherrschen. Insbesondere der Ernährung kommt bei Diabetes mellitus eine wichtige Bedeutung zu. Die Regeln der diabe-

tesgerechten Ernährung unterlagen in den vergangenen Jahren einem extremen Wandel. Übergewichtige Diabetiker bedürfen einer anderen Diättherapie als insulinpflichtige schlanke Patienten.
Das Besondere dieser Tabelle ist, dass sie sich gleichermaßen an Typ 1 und Typ 2 Diabetiker wendet, da sie den Kaloriengehalt und die Berechnungseinheiten von über 2600 Lebensmitteln aufzeigt. Aktuelle Erkenntnisse aus der Ernährungsmedizin sind in diese Tabelle eingeflossen, denn sie schließt die Wertigkeit der verschiedenen Fettsäuren und des glykämischen Index sowie der glykämischen Ladung mit ein. Sie berücksichtigt dabei die neuen Empfehlungen der Deutschen Diabetes Gesellschaft (DDG).
Durch Gestaltung nach den Ampel-Prinzip signalisiert die Diabetes-Ampel dem Nutzer, ob Lebensmittel und Speisen sehr empfehlenswert, akzeptabel oder weniger empfehlenswert sind.

Ich wünsche der Diabetes-Ampel eine weite Verbreitung, und Ihnen wünsche ich gute Blutzuckerwerte.

Prof. Dr. med. Hubertus Wietholtz
Direktor der Medizinischen Klinik III
des Klinikum Darmstadt
Schwerpunkt Gastroenterologie und
Stoffwechselkrankheiten

Liebe Leserinnen und Leser,

in den vergangenen 30 Jahren gab es bei den Regeln der diabetesgerechten Ernährung einen stetigen und extremen Wechsel. Als ich vor fast 30 Jahren selbst an Diabetes mellitus erkrankte, war an eine liberale Ernährungsweise noch nicht zu denken. Alles musste abgewogen und exakt berechnet werden. Das ist heute nicht mehr so. Im Zuge des ernährungsmedizinischen Fortschritts zeigte sich, dass die Ernährungsregeln bei Diabetes mellitus zu ändern sind. In den vergangenen Jahren brachten Studien völlig neue Erkenntnisse über die Zusammensetzung der Diabeteskost. Leider wurden diese wichtigen Forschungen und Untersuchungen bisher noch nicht für die Diabetiker dargestellt.

Die Diabetes-Ampel zeigt Ihnen deutlich, was gut und was weniger gut für Sie ist. Sie ist die erste Tabelle, die sich gleichermaßen für Typ 1 und Typ 2 Diabetiker eignet, und sie enthält weit mehr Lebensmittel und Angaben als andere Tabellen. Es ist sehr wichtig, Diabetiker gut in Ernährungsfragen zu schulen. Eine Studie, die im Jahr 2002 im British Medical Journal erschien, zeigt dies deutlich. Durch ihren Signalcharakter hilft die Diabetes-Ampel allen Diabetikern dabei, ihre Krankheit zu beherrschen. Gerade Typ 2 Diabetiker haben mit dieser Tabelle die Möglichkeit von aktuellen ernährungsmedizinischen Erkenntnissen zu profitieren und ihre Blutzuckerwerte dauerhaft zu normalisieren.

Wussten Sie, dass allein die Auswahl der aufgenommenen Fette die Insulinwirkung und die Ausprägung von diabetesbedingten Folgen beeinflusst? War Ihnen bekannt, dass der HbA1-Wert durch Vitamin C gesenkt werden kann und Diabetiker über den Urin viel Zink und Chrom verlieren? Kennen Sie den glykämischen Index oder den Begriff »glykämische Ladung« und war Ihnen bekannt, dass Graubrot, Brötchen und Weißbrot den Blutzucker rascher als Äpfel, Birnen und sogar Zucker steigern? Ist Ihnen bewusst, dass große Mengen Eiweiß die Nieren schädigen und gesättigte Fettsäuren aus Butter und fettem Fleisch, fetter Wurst oder fetten Milchprodukten zu Arteriosklerose aber auch zu Insulinresistenz führen? Wussten Sie, dass Bewegung, ungesättigte Fettsäuren, Zink, Chrom und L-Carnitin der Insulinresistenz entgegenwirken?

Ich habe für Sie die wissenschaftliche Literatur der vergangenen 30 Jahre gesichtet und zusammengefasst. Daraus ist diese Tabelle entstanden, die Ihnen mithilfe der Am-

pelfarben zeigt, was günstig, neutral und schlecht für Sie ist. Mit dieser Ampel können viele Typ 2 Diabetiker ganz leicht ihren Blutzuckerspiegel natürlich senken und viele sogar völlig gesunden. Das handliche Format macht diese Diabetes-Ampel zu Ihrem ständigen Begleiter.
Bei Diabetes mellitus geht es um weit mehr als nur um den erhöhten Blutzucker. Nur wenn Blutzucker, Blutdruck und Blutfettwerte in die richtige Bahn gelenkt werden, kann den drastischen Folgen des Diabetes vorgebeugt werden. Dies gelingt Ihnen durch optimale Ernährung und eventuell durch Einnahme von speziellen Vitaminen und Mineralstoffen. Übersteigt der Nüchternblutzucker den Wert von 110 mg/dl, diagnostiziert der Arzt einen Diabetes mellitus. In Deutschland leiden 7 bis 8 Prozent der Bevölkerung an der chronischen Stoffwechselkrankheit. Die westliche Lebensweise, die von Bewegungsmangel und Überernährung geprägt ist, führt zum Diabetes mellitus Typ 2. Mit dem GLYX-Faktor zeigt Ihnen die Diabetes-Ampel, welche Lebensmittel den Blutzucker extrem langsam, mittelmäßig oder rasch erhöhen. Da nur kohlenhydrathaltige Lebensmittel den Blutzuckerspiegel erhöhen können, ist der GLYX nur für solche Lebensmittel angegeben. Ein gelber und grüner GLYX-Faktor ist gut für Sie, Lebensmittel mit einem roten GLYX können Sie durch welche mit grünem GLYX sowie mit reichlich Ballaststoffen ausgleichen.
Ich danke meinem verehrten ehemaligen Chef, Herrn Universitätsprofessor Dr. med. Dipl. Biochemiker Siegfried Matern, dass er meinen beruflichen Werdegang stets wohlwollend förderte. Dankbar bin ich auch Frau Privatdozentin Dr. med. Christine Metzner und Herrn Professor Dr. med. Helmut Mann, die meine Entwicklung seit Jahren begleiten und mir helfend zur Seite stehen.

Ich wünsche Ihnen allzeit gute Blutzuckerwerte!

Sven-David Müller
Diätassistent und
Diabetesberater DDG

Vom honigsüßen Durchfluss

Honigsüßes Durchfließen ist die wortwörtliche Übersetzung der lateinischen, bzw. griechischen Worte »Diabetes« = »Durchfluss« und »mellitus« = »honigsüß«. Umgangssprachlich wird Diabetes mellitus in der Regel mit »Zuckerkrankheit« übersetzt. In der Antike und im Mittelalter diagnostizierten die Ärzte Diabetes anhand einer erhöhten Harnausscheidung und des süßen Geschmacks des Urin. Diabetes mellitus ist eine chronische Stoffwechselerkrankung. Der Stoffwechsel sorgt im menschlichen Körper für den Um-, Auf- und Abbau der Nährstoffe. Bei Diabetikern ist der Kohlenhydrat-, Eiweiß- und Fettstoffwechsel gestört, da ihre Bauchspeicheldrüse zu wenig oder kein Insulin produzieren kann oder das Insulin nicht in die Zellen transportiert werden kann (Insulinresistenz).

Diabetes mellitus: Es gibt verschiedene Typen

In Deutschland sind wenigstens 6 Millionen Menschen an Diabetes mellitus erkrankt. Diese chronische Stoffwechselstörung ist durch einen erhöhten Blutzuckerspiegel gekennzeichnet. Die Vererbungsrate liegt bei Typ 1 Diabetikern zwischen 10 und 20 Prozent, bei Typ 2 Diabetikern bei bis zu 60 Prozent. Mediziner diagnostizieren einen Diabetes mellitus, wenn der Blutzucker nach Mahlzeiten den Wert von 126 mg/dl oder nüchtern 110 mg/dl übersteigt. Diabetologen unterteilen den Diabetes mellitus in zwei Gruppen:

1. Diabetes mellitus Typ 1
2. Diabetes mellitus Typ 2

Der Typ 2 Diabetes betrifft vorrangig Menschen, die älter als 40 Jahre und übergewichtig sind. Oft gibt es in ihrer Familie schon weitere Mitglieder, die an Diabetes mellitus erkrankt sind. An Typ 1 Diabetes erkranken vorwiegend junge schlanke Menschen. Der Typ 1 Diabetes bricht aus, wenn der Organismus die insulinproduzierenden Zellen in der Bauchspeicheldrüse zerstört. Typ 1 Diabetiker benötigen vom ersten Tage an Insulin, das sie spritzen müssen. Typ 1 Diabetiker müssen ihre Kohlenhydratzufuhr auf die Insulindosis und –wirkung abstimmen. Dafür berechnen sie die Kohlenhydrate nach Brot- oder Berechnungseinheiten (= BE). Eine BE enthält laut Diätverordnung 12 Gramm verwertbare Kohlenhydrate. Eiweiß, Fett und Ballaststoffe werden nicht nach BE berechnet. Typ 2 Diabetiker müssen in der Regel nicht die Berechnungseinheiten beachten.

Sieben »magische« Regeln für Typ 1 Diabetiker

1. Kohlenhydrat- und ballaststoffreich, aber eiweißreduziert essen – nach BEs berechnet
2. Ein- und mehrfach ungesättigte Fettsäuren bevorzugen
3. Reichlich Bewegung und Sport
4. Übergewicht und reichlichen Konsum von gesättigten Fetten oder Eiweiß vermeiden
5. Zucker ist im Rahmen von ballaststoffreichen Mahlzeiten unter BE-Berechnung erlaubt
6. Wenig Alkohol zu den Mahlzeiten oder besser Verzicht auf Alkohol
7. Ausreichend Vitamine und Mineralstoffe (täglich 500–1000 mg Vitamin C, 15–30 mg Zink sowie 200–400 mg Chrom) einnehmen

Sieben »magische« Regeln für Typ 2 Diabetiker

1. Übergewicht langsam, aber dauerhaft durch Kalorienreduktion (1200–1800 Kilokalorien) abbauen
2. Reichlich Bewegung
3. Kohlenhydrat- und ballaststoffreich, aber zuckerarm essen (eventuell zu den Mahlzeiten 1–2 Esslöffel Zellulose (z. B. BMI 23) zur verbesserten Sättigung und wasserlösliche Ballaststoffe (z. B. Mucofalk) zur langsamen Blutzuckersteigerung und Senkung des Cholesterinspiegels nach den Mahlzeiten einnehmen)
4. Pflanzliche Fette bevorzugen (z. B. Oliven- oder Rapsöl als Brat- und Salatöl sowie Halbfettmargarine oder bei erhöhten Blutfetten eine phytosterinhaltige Diätmargarine wie becel proaktiv als Aufstrichfett)
5. Zucker durch Süßstoff ersetzen
6. Kost nach Kalorien und nicht nach BE berechnen
7. Wenig Alkohol zu den Mahlzeiten oder besser Verzicht auf Alkohol

Sie sollten eher die Kalorien im Auge behalten, da sie häufig Übergewicht abbauen müssen. Diabetes mellitus ist eine ernst zu nehmende Krankheit, denn die erhöhten Blutzuckerwerte schädigen den Körper und es kann zu Folgekomplikationen an den großen und kleinen Blutgefäßen sowie den Nerven kommen. Augen, Nieren und Füße können geschädigt werden. Der Typ 2 Diabetes ist die häufigste Ursache für einen Herzinfarkt.

Typ 1 Diabetes durch eine Autoimmunkrankheit

Die genauen Ursachen des Typ 1 Diabetes sind noch nicht ganz aufgeklärt. Eine genetische Komponente ist aber weniger bedeutsam als beim Typ 2 Diabetes. Zum Typ 1 Diabetes kommt es oftmals im Zusammenhang mit Virusinfektionen. Der Körper versucht die Viren zu zerstören und schädigt dabei auch die insulinproduzierenden Zellen, die schließlich zugrunde gehen. Diesen Vorgang bezeichnet der Arzt als Autoimmunkrankheit. Nach kurzer Zeit ist eine Insulinproduktion nicht mehr möglich und der Diabetes mellitus Typ 1 liegt vor. In Deutschland leiden rund 250 000 Menschen an Typ 1 Diabetes. Rund 25 000 Kinder und Jugendliche in Deutschland haben einen Typ 1 Diabetes und jedes Jahr erkranken weitere 1000 junge Menschen. Um das 14. Lebensjahr herum bricht diese Krankheit besonders häufig aus.

Verteilung Typ 1 und Typ 2 Diabetiker:

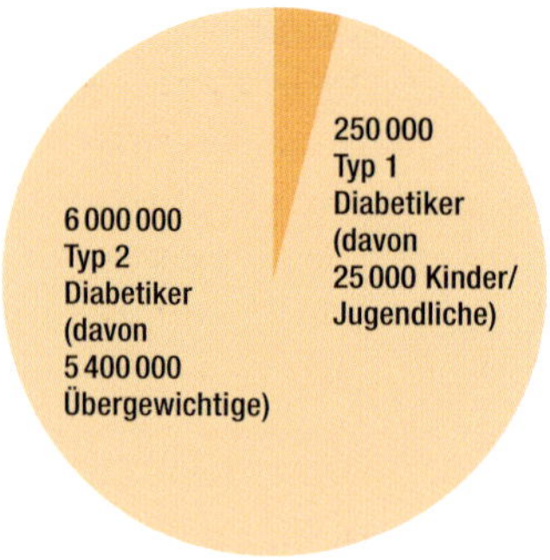

Insulinpflichtige Diabetiker:

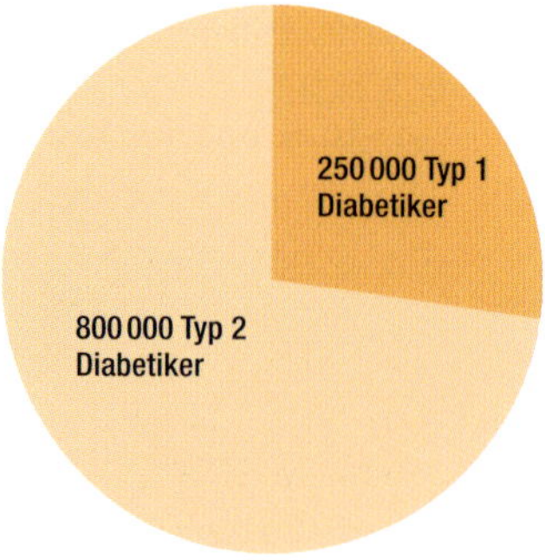

Therapieziele bei Typ 2 Diabetes

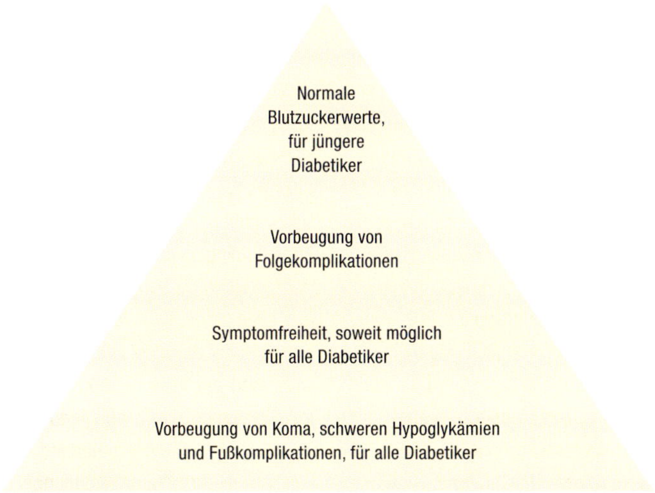

Typ 2 Diabetes kann heilbar sein!

Mindestens 90 Prozent der Diabetiker gehören zum Typ 2. Davon wiederum sind etwa 90 Prozent übergewichtig. Durch den Abbau von Übergewicht normalisieren sich bei Typ 2 Diabetikern die Blutzuckerwerte. Daher ist die erste und wichtigste Therapiemaßnahme bei diesen Diabetikern eine dauerhafte Gewichtsreduktion durch reichlich Bewegung und eine kohlenhydrat- und ballaststoffreiche aber fettarme Ernährungsweise. Typ 2 Diabetiker leiden in der Regel bei der Diagnosestellung nicht unter einem Insulinmangel, sondern einer Insulinresistenz, die durch Bewegungsarmut, Übergewicht und erbliche Faktoren hervorgerufen wird. Es ist nicht sinnvoll vor einer Gewichtsreduktion sofort Medikamente, die Sulfonylharnstoffe (Glibenclamid) enthalten, einzunehmen. Diese kurbeln die Insulinproduktion noch weiter an und fördern die Insulinresistenz. In der Regel verbessern sich die Blutzuckerwerte allein durch eine Gewichtsreduktion und Bewegung entscheidend. Insgesamt sollte die Gewichtsreduktion etwa 10 Prozent vom Ausgangsgewicht ausmachen (zum Beispiel von 85 Kilogramm auf 76,5 Kilogramm). Typ 2 Diabetiker profitieren von einer Kalorienberechnung und nicht von einer Berechnung der Brot- oder Berechnungseinheiten.

Jeder Mensch hat Blutzucker – Diabetiker haben zu viel davon

Jeder Mensch benötigt Energie, damit er leben kann. Diese Energie stammt aus der Nahrung, die wir aufnehmen. Ein Bestandteil der Nahrung sind die Kohlenhydrate. Im Verdauungstrakt werden die Kohlenhydrate überwiegend zu Traubenzucker abgebaut. Über die Dünndarmschleimhaut aufgenommen, erscheint dieser dann im Blut und heißt jetzt Blutzucker. Jeder Mensch benötigt diesen Blutzucker als Energielieferant. Über die Blutgefäße mit ihren feinsten Verästelungen erreicht der Blutzucker jede Zelle. Um in die Zellen zu gelangen, ist das Hormon Insulin notwendig. Es schließt sozusagen die Zellentüren auf, und der Blutzucker kann in die Zellen gelangen. Bei Gesunden liegt der Blutzuckerwert vor einer Mahlzeit zwischen 50 und 100 mg/dl (oder zwischen 2,8 und 5,6 mmol/l). Diabetes mellitus wird diagnostiziert, wenn der Blutzuckerspiegel nüchtern wiederholt bei Werten über 110 mg/dl (6 mmol/l) liegt.

Insulinmangel oder Insulinresistenz

Die Bauchspeicheldrüse, die der Arzt als Pankreas bezeichnet, produziert das Hormon Insulin. Insulin schwimmt im Blut umher und schließt die Zellen für den Blutzucker auf. Dadurch reguliert es den Blutzuckerspiegel. Die Bauchspeicheldrüse des Gesunden produziert in 24 Stunden 40 Einheiten Insulin und gibt dieses sowohl kontinuierlich als auch kohlenhydratbezogen an das Blut ab. Ein Anstieg des Blutzuckerspiegels führt zu einer Insulinfreisetzung. Insulin stimuliert die Eiweiß-, Glykogen- und Fettsynthese. Gleichzeitig hemmt es den Fett- und Eiweißabbau und die Zuckerneubildung in der Leber. Bei Diabetikern produziert die Bauchspeicheldrüse kein Insulin (Insulinmangel), oder das Insulin kann nicht wirken, da der Körper eine Resistenz dagegen entwickelt hat. Schon 1889 beschrieben von Mehring und Minkowski erstmalig, dass eine in der Bauchspeicheldrüse gebildete Substanz den Blutzuckerspiegel senkt. 1921 gelang es den kanadischen Wissenschaftlern Banting und Best Insulin herzustellen und die Insulinbehandlung beim Menschen einzuführen. Sie erhielten dafür den Nobelpreis für Medizin.

Diabetes entwickelt sich zur Epidemie

In den kommenden 10 Jahren verdoppelt sich nach Einschätzung der Weltgesundheitsorganisation WHO die Zahl der Diabetiker. Demnach leben in Deutschland im Jahr 2012 rund 12 Millionen Diabetiker. Schon jetzt sind die Kosten ernährungsbedingter und ernährungsabhängiger Krankheiten einer der wichtigsten Kostenfaktoren im Gesundheitswesen. Jede dritte Mark der Krankenkassen wird dafür ausgegeben.

Diabetesanstieg weltweit

1997	124 Mio.
2001	150 Mio.
2010	210 Mio.
2025	300 Mio.

Diabetikerzahlen in Deutschland

Typ 1	250 000
Typ 2	6 000 000
Gesamt	6 250 000
Dunkelziffer	mindestens 1 000 000

Risikofaktoren: Fehlernährung und Übergewicht

Rund die Hälfte der Bevölkerung in Deutschland ist übergewichtig. Jedes vierte eingeschulte Kind leidet an deutlicher Vermehrung des Fettgewebes (Adipositas). Etwa 80 Prozent der adipösen Jugendlichen werden auch adipöse Erwachsene. Von 1984 bis 1991 nahm die Zahl der Adipösen in Deutschland um 12 Prozent zu. Die tägliche Energiezufuhr in Deutschland liegt laut Ernährungsbericht der Deutschen Gesellschaft für Ernährung (DGE) e.V., Bonn, bei rund 3000 Kilokalorien, wobei der größte energetische Anteil aus den täglich aufgenommenen 130 bis 140 Gramm Fett und 100 Gramm Zucker entstammt. Zusätzlich konsumiert der Durchschnittsdeutsche jährlich unglaubliche 11,8 Liter reinen Alkohol (138 Liter Bier, 24 Liter Wein und Sekt sowie 6 Liter Spirituosen). Diese Faktoren fördern die Entwicklung des Typ 2 Diabetes mellitus. Keine Patientengruppe profitiert so sehr vom Abnehmen wie Diabetiker. Da sich Übergewicht und Insulinresistenz gegenseitig verstärken, ist die Gewichtsreduktion das wesentliche Therapieziel.

Sieben »magische« Regeln gegen Übergewicht

1. Lebensmittel mit einer niedrigen Kaloriendichte bevorzugen
2. Ballaststoffreiche Kohlenhydratträger mit einem niedrigen glykämischen Index bevorzugen
3. Gesättigte Fettsäuren und Alkohol meiden, Zucker durch Süßstoffe austauschen
4. Jeden Tag reichlich Bewegung
5. Eventuell den Einsatz von zuckerfreien Formuladiäten als Mahlzeitersatz
6. In bestimmten Fällen Einnahme von Xenical (verschreibungspflichtig)
7. Einnahme eines Multivitamin-Mineralstoff-Präparates

Bewertung des Body-Mass-Index (BMI)

BMI	Beurteilung	Prozentualer Anteil in der Bevölkerung
< 18,5	Untergewicht	2,4 %
18,5–24,9	Normalgewicht	49,8 %
25 – 29,9	Übergewicht Grad I (moderates Übergewicht)	36,2 %
30–40	Übergewicht Grad II (schweres Übergewicht oder Adipositas)	11 %
> 40	Übergewicht Grad III (morbide Adipositas)	0,5 %

Quelle: Statistisches Bundesamt, 2002, Wiesbaden

Das Körpergewicht wird heute anhand des Body-Mass-Index (BMI) bewertet. Der Wert errechnet sich aus dem Körpergewicht und der Körpergröße.

$$\text{BMI} = \frac{\text{Körpergewicht}}{(\text{Größe})^2}$$

$$\text{Beispiel: BMI} = \frac{75\text{ kg}}{(1{,}70)^2} = 26$$

Bewegung als Therapie

Im Rahmen des Diabetes Prevention Program (NEJM, Feb. 7, 2002, 346, 393-403) zeigt sich, dass durch eine Gewichtsreduktion in Kombination mit einem Bewegungsprogramm 58 Prozent weniger Diabetes mellitus Fälle gesamt und 71 Prozent weniger in der Gruppe der über 60-jährigen auftraten. Ernährungs- und Bewegungstherapie waren zweimal wirksamer als das Medikament Metformin.

Es war bereits ausreichend, das Gewicht um 7 Prozent zu senken – also zum Beispiel von 92 auf 85,6 oder von 87 auf 80,9 Kilogramm. Für eine optimale Diabetesbehandlung sind wöchentlich 150 Minuten Bewegung ausreichend – ideal sind 20 bis 25 Minuten täglich oder jeden zweiten Tag eine Stunde. Für Typ 2 Diabetiker kann Bewegung Heilung bedeuten, aber auch Typ 1 Diabetiker profitieren von Sport.

Regelmäßige Bewegung hilft Ihnen, überflüssige Pfunde zu verlieren.

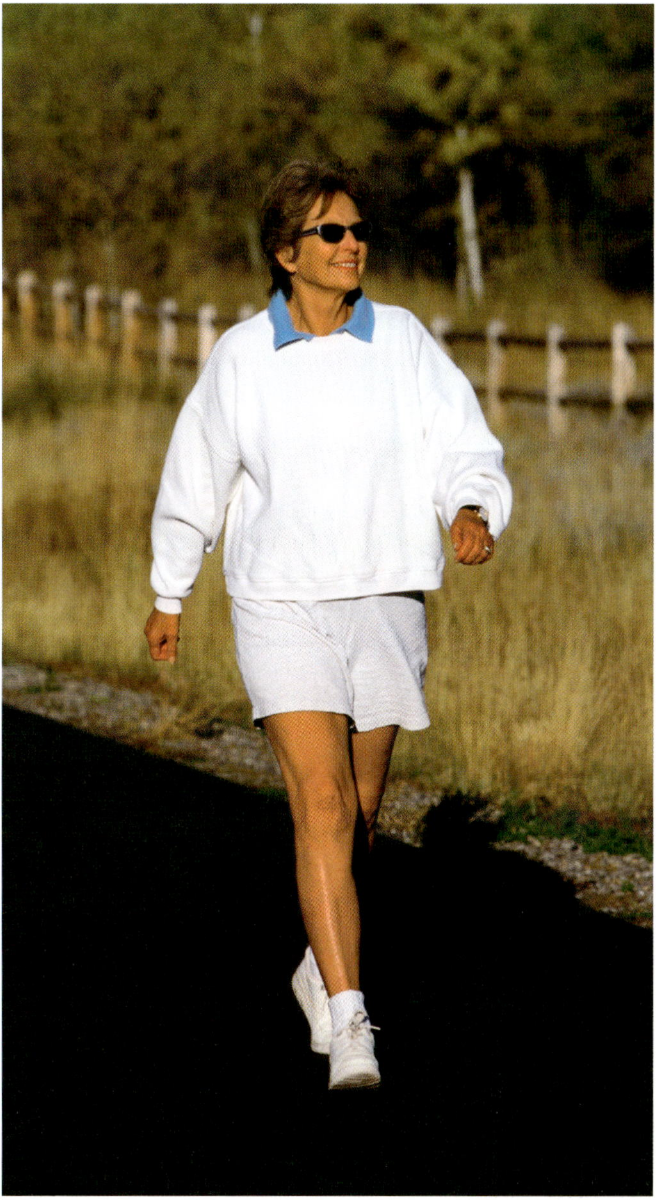

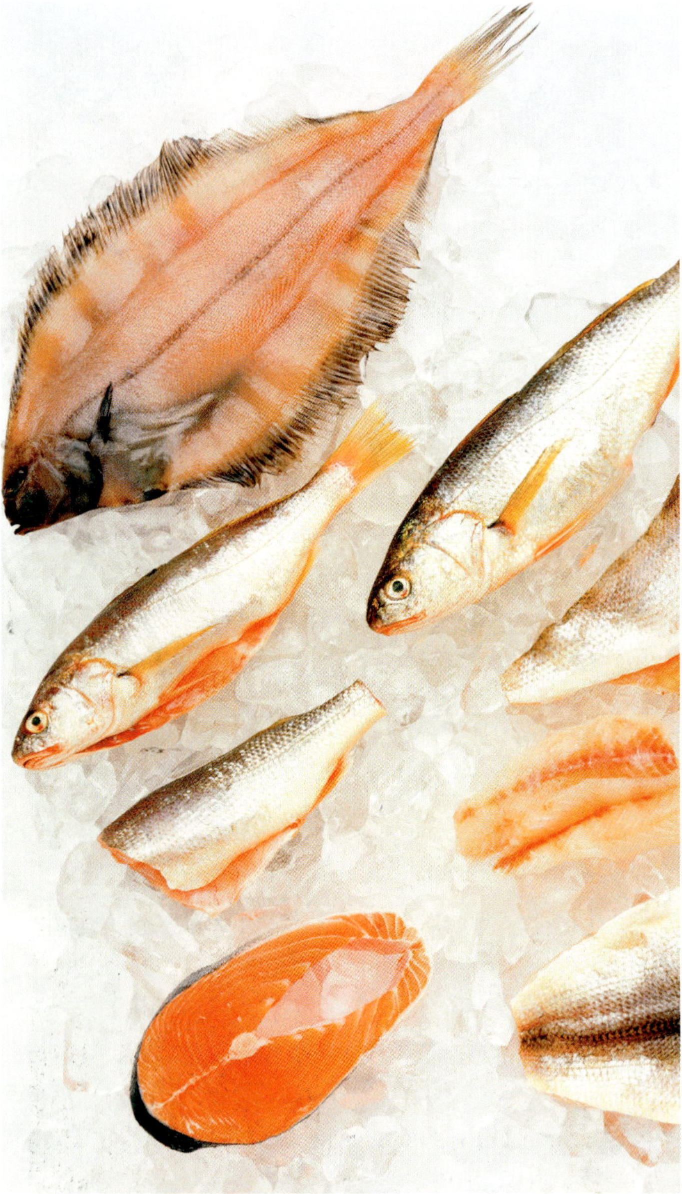

Bedarfsgerechte Ernährung für Diabetiker

Die diabetesgerechte Ernährung wandelt sich in der Ausrichtung von einer kohlenhydratberechneten Ernährung, die lediglich die Blutzuckerwerte optimieren soll, zu einer Diätkostform, die reich an einfach ungesättigten Fettsäuren und ballaststoffreichen Kohlenhydraten mit niedrigem glykämischen Index ist. Diese Ernährungsweise reduziert die kardiovaskulären Risikofaktoren, bekämpft die Insulinresistenz sowie den Hyperinsulinismus und beugt Übergewicht vor.

Verteilung der Nährstoffe in der Ernährung von Diabetikern

- **10–20 %** Eiweiß (regelmäßig Fisch und Soja)
- **80–90 %** Kohlenhydrate und Fett (sehr wenig gesättigte Fettsäuren, ausreichend mehrfach ungesättigte Fettsäuren (Diätmargarine), Omega-3-Fettsäuren (Fisch oder Fischölkapseln) und 60 bis 70 Prozent der Fettkalorien aus einfach ungesättigten Fettsäuren (Rapsöl/Olivenöl)

Meeresfische liefern Ihrem Körper Omega-3-Fettsäuren, hochwertige Proteine und wichtige Mineralstoffe.

Eiweiß und Fett in der diabetesgerechten Ernährung

Eiweiß und Fett steigern den Blutzucker nicht direkt, im Stoffwechsel beider Nährstoffe wird aber Insulin benötigt. Während gesättigte Fettsäuren die Insulinresistenz fördern, wirken sich ungesättigte Fettsäuren und Omega-3-Fettsäuren (=Eicosane) positiv auf die Insulinwirkung sowie die Blutzuckereinstellung aus. Sie beugen der Insulinresistenz vor und senken die Blutfette. Daher sollten Diabetiker gesättigte Fettsäuren weitgehend meiden und ausreichend einfach ungesättigte Fettsäuren sowie Omega-3-Fettsäuren aufnehmen. Phytosterine senken den Cholesterinspiegel deutlich, daher sollten Diabetiker ausreichend Phytosterine beispielsweise über eine Diäthalbfettmargarine mit Phytosterinen (z. B. becel pro.aktiv) aufnehmen. Durch hohe Blutzuckerwerte und oft hohe Blutdruckwerte sind die Nieren von Diabetikern gefährdet. Eine eiweißreiche Kost ist daher nicht zu empfehlen. Hochwertige Proteine aus Soja (-produkten) und Fisch sollten aber regelmäßig auf dem Speiseplan von Diabetikern stehen. Fisch enthält außerdem die wichtigen Omega-3-Fettsäuren sowie wichtige Mineralstoffe (Jod) und Vitamin D.

Der glykämische Index

Der glykämische Index ist ein Maß für die Höhe und die Geschwindigkeit der Blutzuckersteigerung nach dem Genuss kohlenhydrathaltiger Nahrungsmittel. Er ist aber auch ein wichtiger Wert für die Gewichtsreduktion, denn Lebensmittel oder Speisen mit einem niedrigen glykämischen Index fördern die Sättigung und beugen dem Heißhunger vor. Populärwissenschaftlich wird der glykämische Index auch als Glyx bezeichnet, Wissenschaftler kürzen ihn mit »GI« ab. Die Wirkung der unterschiedlichen Nahrungsmittel und Speisen auf den Blutzuckerspiegel wird mit einem Standardprodukt – in diesem Falle Glukose (Traubenzucker) – verglichen. Teilweise wird auch Stärke als Vergleichswert herangezogen, daher gibt es in verschiedenen Büchern auch stark abweichende Werte. Der GI sinkt bei einer gemischten Mahlzeit in Abhängigkeit vom Fettgehalt durch die Veränderung der Magenentleerungszeit. Flüssiges verlässt den Magen prinzipiell rascher als Festes. Unerhitze, unverarbeitete und ballaststoffreiche Nahrungsmittel haben im Allgemeinen einen niedrigen glykämischen Index. Einfach ungesättigte Fettsäuren und Ballaststoffe senken den GI deutlich. Daher ist der Wert für Pellkartoffeln mit Rapsöl und Tomaten deutlich geringer als der von Pellkartoffeln mit Quark.

Am glykämischen Index wird auch deutlich, warum Weißmehlprodukte für Diabetiker ungeeignet sind. Ihr GI-Wert ist deutlich schlechter als der von Saccharose – also reinem Zucker.

Der glykämische Index verschiedener Nahrungsmittel

Glukose	100	Weizenvollkornbrot	40
Saccharose	59	Fertigmüsli	66
Fruktose	20	VK-Müsli ohne Zucker	50
Honig	87	Haferflocken	49
Cornflakes	80	Joghurt	36
Weißer Reis	72	Vollmilch	34
Gekochte Kartoffeln	70	Schokolade	22
Weißbrot	69	Frisches Gemüse (z. B. Tomaten)	<15

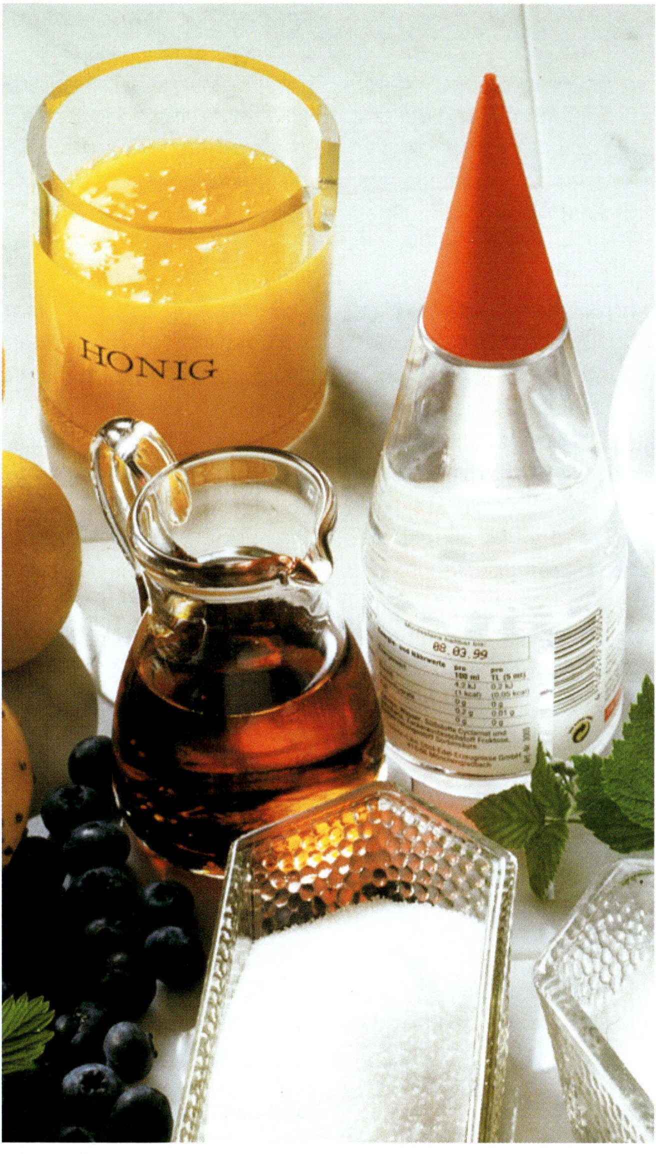

Süßstoffe lassen Ihren Blutzuckerspiegel nicht ansteigen.

Ballaststoffe sind wichtig für Diabetiker

Untersuchungen bestätigen, dass sich Ballaststoffe, insbesondere wasserlösliche, positiv auf die Blutzuckersteigerung nach Mahlzeiten und die Insulinausschüttung auswirken. Ballaststoffe sind ein wichtiger Bestandteil der diätetischen Therapie des Diabetes mellitus. Eine ballaststoffreiche Kost ist voluminös, relativ energiearm und senkt den GLYX. Daher ist sie ideal zur Vorbeugung und Behandlung von Übergewicht geeignet. In ihrer wasserlöslichen Form (insbesondere Plantago ovata Samenschalen) senken Ballaststoffe auch den Cholesterinspiegel – insbesondere das LDL.
Diabetiker sollten jede Mahlzeit ballaststoffreich gestalten. Sie können zum Beispiel vor jeder Mahlzeit ein Ballaststoffkonzentrat (z. B. Mucofalk) mit reichlich Wasser einnehmen. Das reduziert den Hunger, den Cholesterinspiegel und lässt den Blutzucker vermindert ansteigen.

Süßstoff, Zuckeraustauschstoffe und diätetische Lebensmittel

Süßstoff ist das ideale Süßungsmittel für Diabetiker, da es weder blutzuckersteigernde Kohlenhydrate noch Kalorien enthält. Studien konnten zeigen, dass Süßstoffe gesundheitlich unbedenklich sind und bei der Gewichtsreduktion helfen. Zuckeraustauschstoffe wie Fruktose (Fruchtzucker) oder Isomalt können anstatt Zucker bei der Zubereitung von Kuchen eingesetzt werden. Neben sinnlosen diätetischen Lebensmitteln, sind Diabetiker-Konfitüre, Süßstoffe und Zuckeraustauschstoffe bei Diabetes mellitus durchaus sinnvoll. Außer bei Süßstoffen muss aber immer der Kalorien- und Kohlenhydratgehalt berücksichtigt werden.

Diabetiker sollten viel trinken – aber keinen Alkohol

Ihr Körper benötigt täglich rund 2 Liter Flüssigkeit, bei hohen Blutzuckerwerten mehr. Ideale Getränke für Diabetiker sind Mineralwasser und süßstoffgesüßte Lightgetränke. Auch Kaffee und Tee dürfen täglich bis zu vier Tassen genossen werden. Alkohol ist ungünstig für Diabetiker, da er zu schwerer Unterzuckerung (Hypoglykämie) führen kann. Bei Diabetikern, die Tabletten einnehmen, kann es zu schwerwiegenden Folgen aus der Wechselwirkung von Alkohol und Medikament (v. a. Sulfonylharnstoffe) kommen. Diabetiker sollten möglichst keinen oder nur sehr wenig Alkohol trinken.
Prinzipiell sollten Diabetiker ihren Arzt befragen, ob sie Alkohol trinken dürfen.

Nahrungsergänzungsstoffe für Diabetiker

Die Versorgung mit Mikronährstoffen wie Vitaminen (B-Gruppe, E, Beta-Carotin und C) sowie den Mineralstoffen Zink und Chrom hat eine viel größere Bedeutung für den Diabetiker als bisher angenommen wurde. Im Vergleich zu beispielsweise Schilddrüsenerkrankungen, die oftmals durch einen Mangel am lebensnotwendigen Jod bedingt sind, ist Diabetes mellitus nicht auf einen Mangel an Mikronährstoffen zurückzuführen. Die diabetische Stoffwechselsituation mit erhöhten Blutzuckerwerten bedingt erhöhte Verluste an vielen Mineralstoffen und wasserlöslichen Vitaminen. Außerdem führt die diabetische Stoffwechselsituation zu einer Steigerung des Vitamin- und Mineralstoffbedarfs, die kaum über die Ernährung zu decken ist. Dazu gehören insbesondere Jod, B-Vitamine, Vitamin C und E, Zink, Chrom und Magnesium. Daher ist es auch nicht verwunderlich, dass Diabetiker oftmals an einem Jod-, Zink-, Chrom- und Magnesiummangel leiden. Ein Jodmangel ist leicht über die Verwendung von Jodsalz (fluoridiertes Jodsalz mit Folsäure) oder Jodtabletten auszugleichen. Der Magnesi-

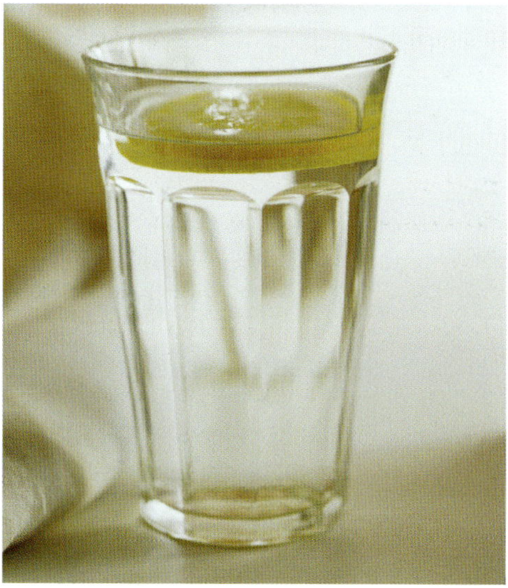

Mineralwasser ist der ideale Durstlöscher – wählen Sie nach Geschmack Wasser mit oder ohne Kohlensäure.

ummangel kann in der Regel durch eine Kost, die reich an Obst, Gemüse und Vollkornprodukten ist, ausgeglichen werden. Ein Chrom- und Zinkmangel hingegen nicht. Hier ist die Einnahme von Präparaten aus diabetologischer Sicht dringlich anzuraten. Besonders wichtig ist das vor dem Hintergrund, dass beide Spurenelemente direkt Einfluss auf den Blutzuckerspiegel, die Insulinresistenz, die Insulinproduktion, -speicherung und Wirkung nehmen. Für Diabetiker ist es besonders wichtig, ausreichend Vitamine aufzunehmen, und zwar sowohl antioxidativ wirkende Vitamine als auch die Vitamine B1, B6 und B12. Im Blut vorhandene Traubenzuckermoleküle können mit Eiweißen reagieren, dadurch können die kleinen und großen Blutgefäße geschädigt werden.

Tägliche Nahrungsergänzung für Diabetiker (z. B. durch 3 Tabletten Diazink Plus täglich)

Vitamin C	750 mg
Vitamin B1	11,7 mg
Vitamin B2	5 mg
Vitamin B6	13,5 mg
Biotin	300 µg
Niacin	250 mg
Folsäure	900 mg
Mangan	6 mg
Molybdän	150 mg
Vitamin E	135 IE
Magnesium	300 mg
Chrom	200 mg
Zinkhistidin oder -gluconat	15 mg
Selen	120 µg
Vitamin D	15 µg
β-Carotin	12 mg

Dies kann durch Vitamin C (Ascorbinsäure) reduziert werden. Da Ascorbinsäure prinzipiell die Oxidation verhindert und Diabetiker verstärkt zu oxidativem Stress neigen, sollten sie täglich zwischen 500 und 1000 mg (im Durchschnitt 500 mg) Vitamin C zuführen. Auch die bei Diabetikern erhöhte Zahl aggressiver freier Radikale, die Zellen schädigen, können durch Vitamin C unschädlich gemacht werden. Ebenso verhindern Vitamin E und Provitamin A (Provitamin = Vorstufe), Beta-Carotin, die Oxidation und die schädigende Wirkung von freien Radikalen auf die Gefäße. Finnische Wissenschaftler konnten jüngst nachweisen, dass ein Zusammenhang zwischen Diabetes und Vitamin E besteht. Je niedriger der Vitamin-E-Spiegel, umso höher ist das Diabetes-Risiko.

L-Carnitin spielt im Glucose-Stoffwechsel eine wichtige Rolle. Es stellt die Verbindung zwischen dem Kohlenhydrat- und Fettstoffwechsel dar. L-Carnitin kann die Nutzung der Glucose verbessern und wirkt positiv auf Fettstoffwechselstörungen (Hypertriglyceridämie), unter der Diabetiker häufig leiden. Auch die Symptomatik peripherer Neuropathien wird durch L-Carnitin günstig beeinflusst.

L-Carnitin verbessert die Insulinwirkung und erleichtert das Abnehmen.

Folgekomplikationen vermeiden

Ein erhöhter Blutzuckerspiegel führt bei Diabetikern zu schwerwiegenden Folgekomplikationen an Augen, Nieren, Nerven sowie den großen und kleinen Blutgefäßen. Diese Folgekomplikationen entwickeln sich aus den bei Diabetikern erhöhten Blutzuckerwerten, dem erhöhten Blutdruck und den erhöhten Blutfettwerten. Suchen Sie sich aus der Diabetes-Ampel vorwiegend grün gekennzeichnete Lebensmittel aus. Damit beugen Sie Diabetesfolgen weitgehend vor, wenn gleichzeitig Blutzucker, Blutdruck und Blutfette überprüft und eventuell medikamentös behandelt werden.

Es gibt keinen »leichten Alterszucker«

Gerade bei älteren Menschen führt der Diabetes mellitus zu vielen Folgekomplikationen, da Senioren oft schon unter Begleiterkrankungen leiden. Auch im Alter von 80 Jahren muss der Diabetes noch genauso ernst genommen werden, wie mit 23 Jahren.

Achten Sie auf Ihre Blutzuckerwerte

Ziel der diätetischen Therapie des Diabetes mellitus ist die Verbesserung der Gesamtstoffwechselsituation, insbesondere die Optimierung der Blutzuckereinstellung, um die Lebensqualität der Patienten zu erhöhen und den diabetesbedingten akuten und chronischen Folgekomplikationen vorzubeugen. Trotz unbestreitbarer Fortschritte in der Diabetesforschung, -schulung und -therapie wird die Lebenserwartung von Diabetikern nach wie vor durch das Auftreten schwerer Folgeerkrankungen begrenzt. Der Diabetes mellitus ist nach Angaben der Deutschen Diabetes Gesellschaft die häufigste Ursache für den Myocardinfarkt (akuter Verschluss eines Koronargefäßes), die dialysepflichtige Niereninsuffizienz, die Erblindung und die Amputation der unteren Extremitäten. Mikro- und Makroangiopathie (Schädigung der Blutgefäße) sind zu etwa 80 Prozent die Todesursache bei Diabetikern. Um das Risiko der diabetischen Folgekomplikationen zu reduzieren, ist die diätetische Therapie ein wesentlicher Bestandteil des Gesamttherapiekonzeptes bei Diabetes mellitus.

Blutdrucknormalisierung ist für Diabetiker besonders wichtig

Die englische Studie UKPDS zeigt eindrucksvoll, dass für Typ 2 Diabetiker die Einstellung des Blutdrucks auf normale Werte in Bezug auf Folgekomplikationen wichtiger ist als die Blutzuckereinstellung. Diabetiker sollten prinzipiell normale Blutdruckwerte von weniger als 130 zu 80 mmHg aufweisen. Ein niedriger Blutdruck beugt den Folgekomplikationen an den Nieren, den Augen und dem Herz-Gefäß-System wirksam vor.

Schulung und Selbstkontrolle verbessern die Blutzuckerwerte

Eine gute Diabeteseinstellung ist nur möglich, wenn die Patienten gut geschult werden. Die Schulung sollte strukturiert sein und den Empfehlungen der Deutschen Diabetes Gesellschaft entsprechen. Qualifizierte Ärzte tragen die Bezeichnung Diabetologe DDG.
Das Schulungsteam besteht aus Diabetologen, Diätassistenten oder Diplom Oecotrophologen sowie Diabetesberatern/ Diabetesassistenten DDG. Diabetiker sollten ihren Blutzucker oder Harnzucker sowie Blutdruck regelmäßig selbst kontrollieren und die erhobenen Werte in ein Tagebuch eintragen. Dieses Tagebuch ist Grundlage des Gesprächs mit dem behandelnden Arzt.

Sieben »magische« Regeln gegen Bluthochdruck

1. Übergewicht abbauen oder vermeiden
2. Ein- und mehrfach ungesättigte Fettsäuren bevorzugen und gesättigte Fettsäuren meiden
3. Reichliche Aufnahme von Kalium und Magnesium über Obst und Gemüse
4. Reichlich Bewegung in Form von Ausdauersport
5. Ausreichend Omega-3-Fettsäuren aufnehmen
6. Kein Alkohol, Nikotin und Lakritz
7. Regelmäßig Medikamenteneinnahme und Blutdruckselbstkontrolle

Ideal ist es natürlich, wenn der Blutdruck und der Blutzucker optimal eingestellt sind. Lebensmittel mit einem niedrigen glykämischen Index und ein normalisiertes Gewicht tragen dazu bei, diese Forderungen zu erfüllen. Jedes verlorene Kilogramm Gewicht senkt den Blutdruck um mindestens 1 mmHg. Durch eine Gewichtsreduktion von 12 Kilogramm in 6 Monaten kann also ein Patient seinen erhöhten Blutdruck von 150 zu 90 auf deutlich bessere Werte einstellen, ohne Medikamente einzunehmen. Durch eine Gewichtsreduktion, den Verzehr von reichlich Obst, Gemüse und vorwiegend einfach ungesättigten Fettsäuren, Verzicht auf Alkohol und ausreichend Bewegung können sogar Werte von bis zu 160 zu 100 mmHg ohne Medikamente normalisiert werden. Eine Salzreduktion ist weit weniger wirksam als bislang angenommen und wird nach aktuellen Studien heute nicht mehr empfohlen, es sei denn der Patient isst extrem viel Salz.

ACE-Hemmer sind nach Zusammenfassung der bisher vorliegenden Studien ideale Medikamente zur Normalisierung des Blutdrucks bei Diabetikern. Beta-Blocker sollten Diabetiker möglichst nicht einnehmen.

Hohe Blutfettwerte sollten gesenkt werden

Bei nahezu allen Diabetikern werden zu hohe Blutfettwerte diagnostiziert. In ca. 80 Prozent dieser Fälle handelt es sich dabei um eine Hypertriglyceridämie. Vor allem kommt es kurzfristig nach fettreichen Mahlzeiten zu einem teilweise drastischen und daher besonders gefährlichen Anstieg der Triglyceride (Neutralfette). Hypertriglyceridämie tritt häufig in Begleitung anderer Risikofaktoren auf und wird oft im Zusammenhang mit einer Insulinresistenz beobachtet. Diabetiker profitieren von einer

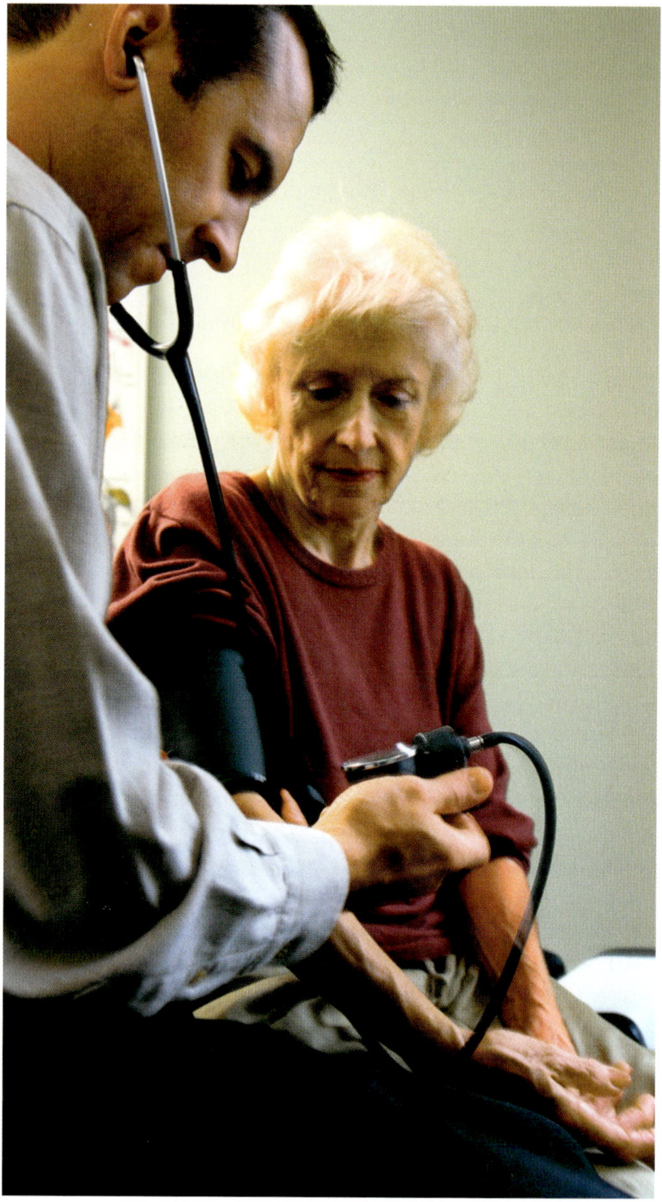

Sieben »magische« Regeln gegen erhöhte Triglyceridwerte (Neutralfette) im Blut

1. Das Gewicht normalisieren und den Diabetes mellitus besser einstellen (bessere BZ-Werte)
2. Weniger gesättigte Fettsäuren
3. Mehr ein- und mehrfach ungesättigte Fettsäuren
4. Reichlich Eikosane und eventuell Fischölkapseln (1–2 g täglich)
5. Alkohol meiden
6. Zuckerzufuhr reduzieren
7. Ballaststoffreiche Kohlenhydratträger mit einem niedrigen glykämischen Index bevorzugen

regelmäßigen Einnahme von Omega-3-Fettsäuren. Eicosapentaen- und Docosahexaensäure (EPA und DHA) besitzen vielfältige, sich ergänzende Eigenschaften. Vor allem ist dabei die ausgeprägt triglyceridsenkende Wirkung der Omega-3-Fettsäuren zu nennen. Darüber hinaus verbessern sie u. a. die Fließeigenschaften des Blutes und dabei besonders die Mikrozirkulation, wirken entzündungshemmend, senken den Blutdruck und stabilisieren den Herzrhythmus.

Die Nieren schonen

Die Nieren des Diabetikers sind durch erhöhte Blutzucker- und Blutdruckwerte gefährdet. Diabetiker sollten regelmäßig – auch zu Hause – ihre Blutdruckwerte bestimmen und in ein Tagebuch eintragen. Eine optimale Blutdruckeinstellung ist für die Nieren genauso wichtig wie eine gute Blutzuckereinstellung. Schon jetzt haben rund 30 Prozent der Patienten, die in Hausarztpraxen oder diabetologischen Schwerpunktpraxen behandelt werden, die Anzeichen einer diabetesbedingten Nierenfunktionsstörung. Von den 40 000 dialysepflichtigen Menschen in Deutschland ist jeder zweite Diabetiker. Davon wiederum gehören etwa 90 Prozent zum Typ 2 Diabetiker.

Die Blutdruckwerte von Diabetikern sollten 120 zu 80 mm Hg nicht überschreiten.

Die Augen »beachten«

Die Augen des Diabetikers sind insbesondere durch erhöhte Blutzuckerwerte und starke Blutzuckerschwankungen gefährdet. Viele der heute blinden Diabetiker könnten noch sehen, wenn Sie rechtzeitig zum Augenarzt gegangen wären.

Eine optimale Blutdruckeinstellung vermindert bei Diabetikern die Veränderung der kleinen Blutgefäße im Auge um 37 Prozent.

Die Füße pflegen

Bei Diabetes mellitus kommt es oft zum »diabetischen Fuß«. Diese Erkrankung kann mit der Amputation des Fußes enden. Diabetikerfüße sind von Durchblutungsstörungen und Nervenstörungen bedroht. Diabetiker verspüren oft Wunden nicht. Dadurch kommt es zu Infektionen, und am Ende steht im schlimmsten Fall die Amputation. Vorbeugend helfen tägliche sportliche Aktivitäten, die durchblutungsfördernd wirken. Diabetiker sollten ihre Füße pflegen und bei Bedarf zur medizinischen Fußpflege gehen. Sollten Sie Veränderungen oder Wunden an den Füßen bemerken, suchen Sie sofort den Diabetologen auf. Den diabetesbedingten Fußkomplikationen kann in gewissem Umfang durch die Gabe von B-Vitaminen vorgebeugt werden. Hochdosierte Vitamin B-Gaben können im Anfangsstadium eine Besserung bringen.

Wenn Diabetes an die Nerven geht

Die Schädigung der Nerven bei Diabetes ist schwer zu behandeln. Inwieweit die so genannte diabetische Neuropathie (Neuro = Nerven, pathie = Krankheit) durch eine zusätzliche Zufuhr von B-Vitaminen, die auch als Nervenvitamine bezeichnet werden, vorgebeut werden kann, ist noch nicht eindeutig geklärt.

Sieben »magische« Regeln gegen erhöhte Cholesterinwerte im Blut

1. Das Gewicht durch eine kalorienreduzierte Kost sowie mehr Bewegung normalisieren
2. Die Fettzufuhr auf 35 Energieprozent beschränken
3. Gesättigte Fettsäuren meiden und Fette mit einem hohen Anteil ein- und mehrfach ungesättigter Fettsäuren bevorzugen
4. Phytosterine zur Senkung des LDL
5. Reichlich wasserlösliche Ballaststoffe zur Senkung der Gesamtcholesterin- und LDL-Spiegel
6. Reichlich Sojaprodukte und bevorzugt ballaststoffreiche Kohlenhydratträger mit einem niedrigen glykämischen Index
7. Weniger cholesterinhaltige Nahrungsmittel

Wie Sie die Tabelle nutzen können

Die Diabetes-Ampel gibt Ihnen den Überblick über 2600 Lebensmittel, Speisen und Fertigprodukte. Damit die Tabelle gleichermaßen für Typ 1 und Typ 2 Diabetiker geeignet ist sowie falls notwendig beim Abnehmen hilft, enthält sie den Kaloriengehalt und die BE-Menge (Achtung: Gerundete Werte, 0,0 kann auch 0,04 sein). Außerdem signalisiert die Diabetes-Ampel beim glykämischen Index, dem Fett- und dem Satt-Faktor, ob Lebensmittel gut ●, neutral ● oder weniger gut ● für Sie sind.

Übergewichtige Diabetiker müssen auf die Kalorien achten und ihre drei täglichen Mahlzeiten so zusammenstellen, dass sie insgesamt zwischen 1200 und 1600 Kilokalorien enthalten. Typ 1 Diabetikern erleichtert die Angabe der Berechnungseinheiten die Insulindosierung.

Wer abnehmen möchte, sollte Lebensmittel bevorzugen, die beim glykämischen Index und beim Satt-Faktor grüne oder zumindest gelbe Punkte aufweisen. Im Rahmen einer Mahlzeit sollten die verschiedenen Lebensmittel und Speisen durchschnittlich nicht schlechter als mit einem gelben Punkt bewertet sein. Ein Lebensmittel mit einem roten Punkt sollte dabei immer durch eines mit einem grünen Punkt ausgeglichen werden. Je mehr grüne Punkte Sie in einer Mahlzeit kombinieren, desto besser!

Der **Satt-Faktor** errechnet sich aus den enthaltenen Ballaststoffen.

Der **Fett-Faktor** gibt an, welche Lebensmittel wenig Fett enthalten, und gleichzeitig signalisieren grüne Punkte auch, ob das Lebensmittel oder die Speise die richtigen Fettsäuren enthält.

Der **GLYX-Faktor** errechnet sich in diesem Buch aus den blutzuckerwirksamen, d. h. den Blutzucker steigernden, Kohlenhydraten unter Einflussnahme der Ballaststoffe und der wenigen Werte, die man bzgl. des glykämischen Index überhaupt hat. Somit sagt der GLYX-Faktor aus, ob ein Lebenmittel den Blutzucker rasch (rot), mittelmäßig (gelb) oder langsam (grün) steigert. Bei Lebensmitteln, für die kein GLYX-Faktor angegeben ist, wurde der GLYX bisher noch nicht wissenschaftlich erforscht.

Abkürzungen

fe.	fett
F. i. Tr.	Fettgehalt in der Trockenmasse
ma.	mager
mf.	Mittelfett
netto	Inhalt von Konserven nach dem Abtropfen

Produktbezeichnung	Portion in g	kcal pro Portion	BE pro Portion	Fett-faktor	Satt-faktor	GLYX-faktor
A						
Aal gekocht in Dill	250	680	1,1	●○○	●○○	
Aal geräuchert	75	218		●○○	●○○	
Aal grün	250	530	0,5	●○○	●○○	
Acerola	120	24	0,4	○○●	○○●	○●○
Acerolasaft	200	48	0,8	○○●	●○○	●○○
After Eight	8	34	0,5	○●○	●○○	
Alberto						
– Cannelloni Spinaci	400	720	3,7	●○○	●○○	
– Lasagne Bolognese	400	644	4,3	●○○	●○○	
– Lasagne Vegetale	400	764	6,0	●○○	○●○	
– Makkaroni al forno	400	756	6,3	○●○	●○○	
– Microssa 3 Formaggi	250	555	4,6	○●○	●○○	
– Microssa Salami	250	600	4,6	●○○	●○○	
– Microssa Spinaci e Prosciutto	250	503	4,4	○●○	●○○	
– Pizza Diavolo	320	694	6,1	○●○	●○○	
– Pizza Famiglia Quattro Formaggi	320	790	6,4	○●○	●○○	
– Pizza Famiglia Speciale	320	778	6,1	○●○	●○○	
– Pizza Hawaii	320	634	6,9	○●○	●○○	
– Pizza Mozzarella	320	723	6,1	○●○	●○○	
– Pizza Prosciutto	320	691	6,1	○●○	●○○	
– Pizza Quattro Formaggi	320	806	6,1	○●○	●○○	
– Pizza Rucola	320	768	6,4	●○○	○●○	
– Pizza Salami	320	893	6,1	●○○	●○○	
– Pizza Speciale	320	736	6,1	○●○	●○○	
– Pizza Spinaci	320	611	6,1	○●○	○●○	
– Pizza Tonno	320	765	6,1	○●○	●○○	
– Pizza Vegetale	320	541	6,1	○●○	○●○	
– Tortellini-Gratin	400	816	5,0	●○○	●○○	
Alpro						
– Soja Cuisine	25	43	0,0	●○○	○○●	
– Soja Dessert Caramel	125	103	1,4	○●○	○●○	

Produktbezeichnung	Portion in g	kcal pro Portion	BE pro Portion	Fett-faktor	Satt-faktor	GLYX-faktor
– Soja Dessert Schoko	125	110	1,4	gelb	gelb	
– Soja Dessert Vanille	125	100	1,4	gelb	gelb	
– Soja Drink	200	72	0,1	rot	grün	
– Soja Drink Schoko	200	152	1,7	gelb	gelb	
– Soja Drink Vanille	200	140	1,5	gelb	gelb	
– Soja Yofu Bio-Natur	125	74	0,3	gelb	grün	
– Soja Yofu Erdbeer	125	104	1,2	gelb	gelb	
Altbier	330	135	1,0	grün	rot	rot
Altbierbowle	200	160	2,5	grün	rot	rot
Amerikaner	100	315	4,4	gelb	rot	gelb
Amicelli	13	63	0,6	rot	rot	
Ananas	125	74	1,4	grün	grün	gelb
Ananas gegart	125	76	1,4	grün	grün	gelb
Ananas kandiert	25	66	1,3	grün	rot	rot
Ananas Konserve netto	125	109	2,1	grün	gelb	rot
Ananaskonfitüre	25	70	1,4	grün	rot	rot
Ananassaft	200	118	2,2	grün	rot	gelb
Anchovis	5	16		gelb	rot	
Anis	1	4		grün	grün	
Anisplätzchen	50	193	3,2	grün	rot	rot
Apfel	125	60	1,1	grün	grün	gelb
Apfel gegart	125	68	1,2	grün	grün	gelb
Apfel getrocknet	25	70	1,3	grün	grün	gelb
Apfel Zwiebel Leberwurst, Du darfst	25	68	0,1	rot	rot	
Apfelauflauf	250	403	6,7	grün	gelb	gelb
Apfelessig	15	3		grün	rot	
Apfelkompott	250	158	3,0	grün	gelb	gelb
Apfelkuchen gedeckt Hefeteig	100	171	2,6	grün	gelb	gelb
Apfelkuchen gedeckt Mürbeteig	150	344	4,3	gelb	rot	gelb
Apfelmus	250	165	3,2	grün	gelb	gelb
Apfelpfannkuchen	250	360	2,9	rot	rot	gelb
Apfelsaft	200	98	1,8	grün	rot	rot

Produktbezeichnung	Portion in g	kcal pro Portion	BE pro Portion	Fett-faktor	Satt-faktor	GLYX-faktor
Apfelstrudel	150	248	3,3	gelb	gelb	gelb
Apfeltasche, McDonalds	80	220	2,1	grün	rot	
Apfelwein	130	86	0,8	grün	rot	rot
Appenzeller 50 % F. i. Tr.	30	116		rot	rot	
Apricot Brandy	20	61	0,5	grün	rot	rot
Aprikose	40	17	0,3	grün	grün	gelb
Aprikose gegart	50	22	0,4	grün	grün	gelb
Aprikose getrocknet	25	62	1,1	grün	grün	gelb
Aprikose Konserve netto	125	98	1,8	grün	gelb	rot
Aprikosenkompott	250	148	2,7	grün	grün	gelb
Aprikosenkonfitüre	25	68	1,4	grün	rot	rot
Aprikosensaft	200	88	1,5	grün	rot	rot
Arme Ritter	150	384	5,5	gelb	rot	gelb
Arrak	20	46		grün	rot	
Artischocken gegart	100	20	0,2	grün	grün	
Artischockenboden Konserve netto	150	24	0,2	grün	grün	grün
Aubergine	150	26	0,3	grün	grün	grün
Aubergine gegart	150	26	0,3	grün	grün	grün
Auberginen gefüllt überbacken	300	402	1,7	rot	rot	gelb
Auberginenscheiben fritiert	250	203	1,6	rot	grün	grün
Auster	100	63	0,3	grün	rot	gelb
Avocado	125	204		gelb	gelb	grün
Avocadocremesuppe	350	448		rot	gelb	
B						
Baby Pute	150	227		gelb	rot	
Bachsaibling	150	144		grün	rot	
Backobst	250	185	3,5	grün	gelb	rot
Backpulver	1	2		grün	rot	
Baguette	60	149	2,5	grün	gelb	rot
Baguettes, Iglo						
– Bolognese TK	125	281	3,0	gelb	rot	

Produktbezeichnung	Portion in g	kcal pro Portion	BE pro Portion	Fett-faktor	Satt-faktor	GLYX-faktor
– Champignon TK	125	269	3,1	○●○	●○○	
– Hawaii TK	125	284	3,2	○●○	●○○	
– Knoblauch Kräuter TK	125	451	4,6	○●○	●○○	
– Provence TK	125	358	3,0	●○○	●○○	
– Salami TK	125	306	3,4	○●○	●○○	
– Tomate-Käse TK	125	281	2,9	○●○	●○○	
Baiser	25	91	1,7	○○●	●○○	●○○
Baisertorte	120	368	4,1	●○○	●○○	○●○
Balisto						
– Getreide-Choco	41	209	1,9	●○○	○●○	
– Getreide-Erdnuss	41	211	1,8	●○○	○●○	
– Getreide-Joghurt-Creme	41	199	2,1	○●○	○●○	
– Joghurt-Beeren-Mix	41	200	1,8	●○○	○●○	
– Schoko-Korn-Mix	41	206	2,0	●○○	○●○	
– Schoko-Müsli-Mix	41	211	2,0	●○○	○●○	
Bambussprossen	50	9		○○●	○○●	○○●
Bambussprossen Konserve netto	50	7		○○●	○○●	○○●
Banane	100	95	1,8	○○●	○●○	●○○
Banane gebacken	50	79	1,1	○●○	○●○	○●○
Banane getrocknet	25	73	1,4	○○●	○●○	●○○
Bananennektar	200	108	2,1	○○●	●○○	●○○
Banjo	31	169	1,3	●○○	●○○	
Barbecuesoße	45	54	0,4	●○○	○●○	○○●
Barsch gegart	180	63		○○●	●○○	
Barschfilet	150	123		○○●	●○○	
Barschfilet gegart	150	140		○○●	●○○	
Basilikum frisch	5	2		○○●	○○●	○○●
Basilikum getrocknet	1	3		○○●	○○●	○○●
Bauchspeck Schwein	30	239		●○○	●○○	
Bauernbratwurst	150	459		●○○	●○○	
Bauernfrühstück	350	343	2,9	○●○	○●○	○●○
Bauernleberwurst	30	107		●○○	●○○	

Produktbezeichnung	Portion in g	kcal pro Portion	BE pro Portion	Fett-faktor	Satt-faktor	GLYX-faktor
Bauernsalat griechisch	150	165	0,3	●○○	○●○	○○●
Baumkuchen	50	214	2,2	●○○	●○○	○●○
Bavaria Blu 60 % F. i. Tr.	30	105		●○○	●○○	
Bayrische Creme	200	430	2,3	●○○	●○○	○●○
Bechamelsoße	60	55	0,3	●○○	●○○	○●○
Beefsteak deutsch	200	444	1,3	●○○	●○○	○●○
Beerenobst	125	89	1,6	○○●	○●○	○●○
Beifuß frisch	5	2		○○●	○○●	○○●
Bel Paese 50 % F. i. Tr.	30	112		●○○	●○○	
Bergkäse 45 % F. i. Tr.	30	115		●○○	●○○	
Berliner Knacker	150	489		●○○	●○○	
Berliner Pfannkuchen	60	193	2,2	●○○	●○○	○●○
Berliner Weiße mit Schuss	200	106	1,2	○○●	●○○	●○○
Bi Fi	25	130	0,0	●○○	●○○	
Bienenstich Hefeteig	100	300	2,8	●○○	●○○	○●○
Bier alkoholarm	330	182	3,0	○○●	●○○	●○○
Bier alkoholfrei	330	86	1,5	○○●	●○○	●○○
Bier dunkel	330	122	0,8	○○●	●○○	●○○
Bier Export hell	330	145	0,9	○○●	●○○	●○○
Bier mit Limonade	330	112	1,4	○○●	●○○	●○○
Bierhefe	5	17		○○●	○○●	
Bierhefe getrocknet	3	10		○○●	○○●	
Bierschinken	30	54		●○○	●○○	
Bierteig	100	226	2,6	○○●	●○○	○●○
Bierwurst	30	76		●○○	●○○	
Big Americans-Pizza, Dr. Oetker						
– Pizza California	490	1230	10,7	○●○	●○○	
– Pizza Country	510	1178	11,5	○●○	●○○	
– Pizza Hawaii TK	450	1049	11,0	○●○	●○○	
– Pizza Supreme TK	450	1157	10,8	○●○	●○○	
– Pizza Texas TK	450	1269	10,8	○●○	●○○	
Big King, Burger King	211	591	2,5	●○○	●○○	

Produktbezeichnung	Portion in g	kcal pro Portion	BE pro Portion	Fett-faktor	Satt-faktor	GLYX-faktor
Big King XXL, Burger King	371	861	4,0	●○○	●○○	
Big Mäc, McDonalds	212	505	3,5	●○○	●○○	○●○
Big Sandwich, Schöller	71	155	1,6	○●○	●○○	
BigXtra Barbecue, McDonalds	297	863	4,8	●○○	●○○	
Bihunsuppe TK	250	130	1,3	○○●	○●○	
Birchermüsli m. Äpfeln u. Sahne	150	218	2,2	○●○	○●○	○●○
Birne	140	69	1,3	○○●	○○●	○●○
Birne gegart	125	69	1,4	○○●	○○●	○●○
Birne Konserve netto	125	105	2,1	○○●	○○●	○●○
Birnenkompott	250	150	3,0	○○●	○○●	○●○
Birnensaft	200	108	2,1	○○●	●○○	●○○
Biskuitrolle	100	273	4,8	○○●	●○○	●○○
Bismarckhering Konserve netto	65	117	0,2	○○●	●○○	
Bitterlikör	20	50		○○●	●○○	
Bitterschokolade	20	79	0,8	●○○	○○●	○●○
Blätterteig	100	375	3,0	○●○	●○○	○●○
Blattsalat mit Öl	100	65	0,2	○●○	○○●	○○●
Blattspinat	150	26		○○●	○○●	○○●
Blattspinat gegart	150	29		○○●	○○●	○○●
Blattspinat TK	150	27		○○●	○○●	○○●
Blaubeerkompott	250	243	4,5	○○●	○○●	○●○
Blauschimmelkäse 50 % F. i. Tr.	30	107		●○○	●○○	
Bleichsellerie gegart	150	26	0,2	○○●	○○●	○○●
Blumenkohl	150	35	0,3	○○●	○○●	○○●
Blumenkohl gegart	150	27	0,2	○○●	○○●	○○●
Blumenkohlcremesuppe	300	156	0,8	●○○	●○○	○●○
Blumenkohlsuppe	350	543	3,1	●○○	●○○	○○●
Blutwurst frisch erhitzt	100	340		●○○	●○○	
Bockbier hell	330	198	1,3	○○●	●○○	●○○
Bockshornklee	1	3		○○●	○○●	○○●
Bockwurst	115	340		●○○	●○○	
Bockwurst m. Brötchen u. Senf	180	554	2,9	●○○	●○○	○●○

Produktbezeichnung	Portion in g	kcal pro Portion	BE pro Portion	Fett-faktor	Satt-faktor	GLYX-faktor
Bockwurst m. Kartoffelsalat u. Senf	370	633	2,9	●○○ (rot)	●○○ (rot)	○●○ (gelb)
Bohne grün gegart	150	38	0,4	○○● (grün)	○○● (grün)	○○● (grün)
Bohne grün in Butter geschwenkt	250	183	0,7	●○○ (rot)	○○● (grün)	○○● (grün)
Bohne grün Konserve netto	150	32	0,3	○○● (grün)	○○● (grün)	○○● (grün)
Bohne weiß	150	395	5,0	○○● (grün)	○○● (grün)	○○● (grün)
Bohne weiß gegart	150	168	2,1	○○● (grün)	○○● (grün)	○○● (grün)
Bohne weiß Konserve netto	150	98	1,2	○○● (grün)	○○● (grün)	○●○ (gelb)
Bohneneintopf weiß mit Rind	450	491	3,9	○●○ (gelb)	○○● (grün)	○●○ (gelb)
Bohnenkraut frisch	1	0		○○● (grün)	○○● (grün)	○○● (grün)
Bohnenkraut getrocknet	1	3		○○● (grün)	○○● (grün)	○○● (grün)
Bohnensalat grün mit Öl	150	102	0,4	○●○ (gelb)	○○● (grün)	○○● (grün)
Bonbons	5	20	0,4	○○● (grün)	●○○ (rot)	●○○ (rot)
Borretsch frisch	5	1		○○● (grün)	○○● (grün)	○○● (grün)
Borretsch getrocknet	1	2		○○● (grün)	○○● (grün)	○○● (grün)
Borschtsch	350	140	0,7	●○○ (rot)	○●○ (gelb)	○●○ (gelb)
Bouillabaisse	400	308	0,4	●○○ (rot)	●○○ (rot)	○●○ (gelb)
Bouillon	300	147	0,2	●○○ (rot)	○●○ (gelb)	
Bounty	57	268	2,7	●○○ (rot)	●○○ (rot)	
Bounty Miniatures	7	33	0,3	●○○ (rot)	●○○ (rot)	
Boysenbeere	125	43	0,6	○○● (grün)	○○● (grün)	○●○ (gelb)
Boysenbeere Konserve netto	125	93	1,7	○○● (grün)	○○● (grün)	●○○ (rot)
Boysenbeerkonfitüre	25	67	1,4	○○● (grün)	●○○ (rot)	●○○ (rot)
Boysenbeernektar	200	100	2,0	○○● (grün)	●○○ (rot)	●○○ (rot)
Boysenbeersaft	200	78	1,2	○○● (grün)	●○○ (rot)	●○○ (rot)
Brandteig	100	201	1,3	●○○ (rot)	●○○ (rot)	○●○ (gelb)
Branntweinessig	15	3		○○● (grün)	●○○ (rot)	
Bratapfel	200	204	2,8	●○○ (rot)	○●○ (gelb)	○●○ (gelb)
Bratapfel mit Vanillesoße	250	190	2,7	○●○ (gelb)	○●○ (gelb)	○●○ (gelb)
Bratapfelkuchen TK	105	246	2,5	●○○ (rot)	●○○ (rot)	
Bratensoße Konserve	50	26	0,2	○●○ (gelb)	●○○ (rot)	
Bratensoße Trockenpulver	3	4		○●○ (gelb)	●○○ (rot)	
Brathering Konserve netto	200	554	0,7	○○● (grün)	●○○ (rot)	

Produktbezeichnung	Portion in g	kcal pro Portion	BE pro Portion	Fett-faktor	Satt-faktor	GLYX-faktor
Bratkartoffeln	250	220	2,8	gelb	grün	gelb
Bratkartoffeln m. Speck u. Zwiebeln	350	364	3,5	gelb	gelb	gelb
Bratlinge vegetarisch	100	147	0,6	gelb	gelb	grün
Bratwurst	100	282		rot	rot	
Bratwurst geräuchert	150	431		rot	rot	
Bratwurst grob	150	470		rot	rot	
Bratwurst m. Brötchen u. Senf	180	475	2,7	rot	rot	gelb
Brause mit Fruchtgeschmack	200	84	1,7	grün	rot	rot
Brennnessel	150	74	0,6	grün	grün	grün
Brennnessel getrocknet	1	3		grün	grün	grün
Brennnesseltrunk	200	34	0,3	grün	rot	gelb
Bresso Feines Duo	30	56	0,1	rot	rot	
Bresso Frischkäse 60 % F. i. Tr.	30	72	0,1	rot	rot	
Bresso Weichkäse 68 % F. i. Tr.	30	126	0,0	rot	rot	
Brie 45 % F. i. Tr.	30	85		rot	rot	
Brioches ohne Füllung	100	268	2,9	rot	rot	gelb
Brokkoli	150	39	0,3	grün	grün	grün
Brokkoli gegart	150	35	0,2	grün	grün	grün
Brokkolicremesuppe	300	111	1,0	rot	grün	gelb
Brombeere	125	38	0,3	grün	grün	grün
Brombeere Konserve netto	125	93	1,5	grün	grün	rot
Brombeerkonfitüre	25	67	1,3	grün	rot	rot
Brombeersaft	200	68	0,7	grün	rot	gelb
Brotaufstrich 24 % Fett, Du darfst	25	59	0,0	rot	rot	
Brötchen	45	112	1,9	grün	gelb	rot
Brötchen mit Ölsamen	45	113	1,7	grün	gelb	rot
Brühe gekörnt	3	4		gelb	rot	
Brunch Streichrahm	10	25	0,0	rot	rot	
Brunnenkresse	25	5		grün	grün	grün
Buchecker	20	118	0,5	gelb	rot	gelb
Buchweizen geschält	40	136	2,4	grün	gelb	rot
Buchweizen geschält gegart	180	164	2,8	grün	gelb	rot

Produktbezeichnung	Portion in g	kcal pro Portion	BE pro Portion	Fett-faktor	Satt-faktor	GLYX-faktor
Buchweizen Vollkorn	40	136	2,4	grün	grün	gelb
Buchweizen Vollkorn gegart	180	196	3,4	grün	grün	gelb
Buchweizenmehl	10	35	0,7	grün	rot	rot
Buchweizenvollkornbrot	60	129	2,1	grün	grün	gelb
Buchweizenvollkornmehl	10	34	0,6	grün	gelb	rot
Bückling	125	271		gelb	rot	
Bulgur	180	585	10,3	grün	grün	gelb
Bum Bum, Schöller	55	156	1,3	rot	rot	
Burgunderwein	130	101	0,3	grün	rot	rot
Buschbohne grün gegart	150	38	0,4	grün	grün	grün
Buschbohne Konserve netto	150	32	0,3	grün	grün	grün
Butter	20	148		rot	rot	
Butter halbfett	20	76		rot	rot	
Butter mit Kräutern	20	130		rot	rot	
Buttercremetorte Biskuit	100	316	2,6	rot	rot	gelb
Buttergebäck	50	249	2,5	rot	rot	gelb
Butterhörnchen	50	151	2,0	gelb	rot	gelb
Butterkäse 45% F. i. Tr.	30	90		rot	rot	
Butterkeks	5	24	0,3	rot	rot	gelb
Butterkuchen	100	376	3,9	rot	rot	gelb
Buttermilch	200	72	0,7	gelb	rot	gelb
Buttermilch m. Fruchtzubereitung	200	150	2,4	grün	rot	rot
Butterpilz frisch	100	11		gelb	grün	grün
Butterpilz getrocknet	25	29		gelb	grün	grün
Butterpilz Konserve netto	100	11		gelb	grün	grün
Butterschmalz	15	132		rot	rot	
C						
Cabanossi	150	677		rot	rot	
Café au lait, Burger King	200	42	0,3	gelb	rot	
Café Creme, Burger King	190	4	0,2	grün	rot	
Calippo Cola, Langnese	105	87	1,8	grün	rot	

Produktbezeichnung	Portion in g	kcal pro Portion	BE pro Portion	Fett-faktor	Satt-faktor	GLYX-faktor
Calvados	20	63		🟢	🔴	
Camembert 20 % F. i. Tr.	30	53		🔴	🔴	
Camembert 45 % F. i. Tr.	30	86		🔴	🔴	
Camembert 70 % F. i. Tr.	30	122		🔴	🔴	
Camembert gebacken	140	400	2,2	🔴	🔴	🟡
Campino Erdbeer	5	19	0,4	🟢	🔴	
Cannelloni überbacken	350	515	4,7	🟡	🔴	🟡
Cappuccino, Burger King	190	34	0,3	🔴	🔴	
Capri, Langnese	60	52	1,1	🟢	🔴	
Caramac	30	168	1,4	🔴	🔴	
Caretta Orange, Schöller	61	57	1,2	🟢	🔴	
Caro Landkaffee Getränk	150	2	0,1	🟢	🔴	
Cashewnuss geröstet u. gesalzen	20	117	0,4	🔴	🔴	🟢
Cashewnuss	20	114	0,5	🟡	🔴	🟢
Ceralisto Choco	37	191	1,8	🔴	🟡	
Ceralisto Erdnuß	37	194	1,7	🔴	🟡	
Ceralisto Joghurtcreme	37	181	2,0	🟡	🟡	
Cervelatwurst	30	111		🔴	🔴	
Cevapcici mit Reis u. Zwiebeln	150	354	1,6	🔴	🔴	🟡
Champ.cremes. Trockenprodukt	25	98	1,0	🟡	🔴	🟡
Champagner	100	79	0,3	🟢	🔴	🟡
Champignon	100	15		🟢	🟢	🟢
Champignon gegart	100	15		🟢	🟢	🟢
Champignon getrocknet	25	53		🟢	🟢	🟢
Champignon Konserve netto	100	14		🟢	🟢	🟢
Champignoncremesuppe	320	102	0,2	🔴	🔴	🟡
Champignonrahmsoße a. Trockenpr.	60	53	0,3	🔴	🔴	
Champignons in Sahnesoße	250	178	0,4	🔴	🟢	🟢
Cheddar 50 % F. i. Tr.	30	122		🔴	🔴	
Cheeseburger, McDonalds	117	302	2,6	🔴	🔴	🟡
Cheeseburger, Burger King	129	328	2,4	🟡	🔴	
Cherry Brandy	20	61	0,5	🟢	🔴	🟡

Produktbezeichnung	Portion in g	kcal pro Portion	BE pro Portion	Fett-faktor	Satt-faktor	GLYX-faktor
Chester 45 % F. i. Tr.	30	110		●○○	●○○	
Chicken McNuggets, 6er, McDonalds	99	205	0,4	●○○	●○○	
Chicken Supreme, Burger King	237	631	4,2	●○○	●○○	
Chicken Supreme m. Käse, Burger King	250	674	4,3	●○○	●○○	
Chicoree mit Käse überbacken	150	108	0,2	●○○	○●○	
Chicoree	50	9		○○●	○○●	
Chicoreesalat mit Öl	150	165	0,5	●○○	●○○	○○●
Chilli con carne	250	200	0,6	●○○	○●○	○○●
Chilli Gewürz	1	3		○●○	○○●	○○●
Chillisoße mit Tomaten	20	25	0,4	○○●	○○●	○●○
Chinakohl	150	21		○○●	○○●	○○●
Chinakohl gegart	150	18		○○●	○○●	○○●
Chinesische Suppe	350	273	1,1	○●○	●○○	○●○
Chio						
– Chips Hot Peperoni	25	138	1,1	●○○	●○○	
– Chips Red Paprika	25	138	1,1	●○○	●○○	
– Chips Salt and Vinegar	25	137	1,1	●○○	●○○	
– Chips Sour Cream and Onion	25	138	1,1	●○○	●○○	
– Flips Classic Peanut	25	122	1,2	○●○	●○○	
– Jumbo Flips	25	121	1,2	○●○	●○○	
– Tortilla Chips Nacho Cheese	25	125	1,4	○●○	●○○	
– Tortilla Chips Original Salted	25	125	1,4	○●○	●○○	
Choco Crossis	5	24	0,2	●○○	●○○	
Cidre lieblich	200	88	0,7	○○●	●○○	
Cidre trocken	200	74	0,4	○○●	●○○	
Clementine	40	18	0,3	○○●	○○●	○●○
Clementine Konserve netto	125	100	1,9	○○●	○●○	●○○
Clementinensaft	200	88	1,4	○○●	●○○	●○○
Coca Cola	200	82	1,7	○○●	●○○	
Coca Cola Cherry	200	85	1,8	○○●	●○○	
Coca Cola light	200	2	0,0	○○●	●○○	
Cocktail Dressing Fertigprodukt	25	144		○●○	●○○	

Produktbezeichnung	Portion in g	kcal pro Portion	BE pro Portion	Fett-faktor	Satt-faktor	GLYX-faktor
Cocktail Kirsche	25	66	1,3	○○●	●○○	●○○
Coco Pops	40	151	2,9	○○●	●○○	
Cognac	20	47		○○●	●○○	
Cola	200	122	1,8	○○●	●○○	●○○
Cola kalorienarm	200	8		○○●	●○○	○○●
Colori, Langnese	29	23	0,5	○○●	●○○	
Cordon bleu vom Kalb	150	275	0,9	●○○	●○○	●○○
Cordon bleu vom Schwein	150	326	1,2	●○○	●○○	○●○
Corned Beef	30	42		●○○	●○○	
Corned Beef deutsch Konserve	150	189		○●○	●○○	
Cornetto Bottermelk-Zitrone, Langnese	86	207	2,3	○●○	●○○	
Cornetto Erdbeer, Langnese	75	232	3,0	○●○	●○○	
Cornetto Haselnuss, Langnese	75	248	2,3	●○○	●○○	
Cornflakes	30	107	2,0	○○●	○●○	●○○
Country Burger, Burger King	227	521	4,5	●○○	●○○	
Couscous	250	565	6,7	○●○	○●○	○●○
Crema Puddingcreme Caramel	175	228	2,6	○●○	●○○	
Crema Puddingcreme Kokos	175	240	2,5	○●○	●○○	
Crema Puddingcreme Schoko	175	229	2,5	○●○	●○○	
Crème fraîche 30 % Fett	25	72		●○○	●○○	
Cremissimo, Langnese						
– Amarena	70	144	1,8	○●○	●○○	
– Nocciolato	70	155	1,6	●○○	●○○	
– Stracciatella	70	169	1,8	○●○	●○○	
– Vanille	70	153	1,6	○●○	●○○	
– Walnuss	70	188	1,7	●○○	●○○	
Crispy Chicken, Burger King	159	521	2,8	●○○	●○○	
Crispy Chicken mit Käse, Burger King	172	564	2,9	●○○	●○○	
Croissant	70	356	2,6	●○○	●○○	○●○
Croissant mit Schokolade	60	247	1,9	●○○	●○○	
Croque Mozzarella mit Tomaten	200	416	3,9	●○○	●○○	○●○
Croque Salami mit Salat u. Tomate	170	425	4,0	○●○	●○○	○●○

Produktbezeichnung	Portion in g	kcal pro Portion	BE pro Portion	Fett-faktor	Satt-faktor	GLYX-faktor
Cuja Mara Split, Langnese	70	96	1,3	gelb	rot	
Curacao	20	64	0,5	grün	rot	rot
Curry Bratwurst	150	410		rot	rot	
Curry Grillsoße	20	27	0,5	grün	gelb	rot
Curryketchup	20	22	0,4	grün	rot	rot
Currypulver	1	3		gelb	grün	
Currysoße indisch	60	38	0,3	rot	grün	grün
Currywurst mit Curryketchup	100	264	0,2	rot	rot	
D						
Dampfnudeln	110	281	3,1	rot	rot	gelb
Danablu 50 % F. i. Tr.	30	104		rot	rot	
Danbo 45 % F. i. Tr.	30	97		rot	rot	
Dattel frisch	100	280	5,4	grün	grün	gelb
Dattel getrocknet	25	71	1,4	grün	grün	gelb
Debreziner	150	495		rot	rot	
Debreziner Bohnengulasch	350	322	1,0	rot	gelb	grün
Dessertwein	50	95	0,5	grün	rot	rot
Deutsche Salami	30	110		rot	rot	
Diab.-marmelade m. Fruchtzucker	25	27	0,6	grün	rot	gelb
Diabetiker Eiswaffeln	20	89	0,5	gelb	rot	gelb
Diabetiker Haferkeks	20	83	0,7	gelb	gelb	gelb
Diabetiker Nussnougatcreme	25	130	1,2	gelb	rot	gelb
Diabetiker Vollkornzwieback	10	35	0,4	grün	grün	gelb
Diabetikerbier Pils	330	125	0,2	grün	rot	rot
Diabetikerschokolade	20	82	1,1	gelb	gelb	gelb
Diabetikersirup	25	68	1,6	grün	rot	gelb
»Diabetikerzucker«	5	12	0,4	grün	rot	grün
Diätfruchtbuttermilch Erdbeer	200	70	0,8	grün	rot	
Diätfruchtjoghurt	150	65	0,9	grün	rot	
Diätmargarine, becel	10	72	0,0	rot	rot	
Diät-Pflanzencreme, becel	10	65	0,0	rot	rot	

Produktbezeichnung	Portion in g	kcal pro Portion	BE pro Portion	Fett-faktor	Satt-faktor	GLYX-faktor
Diätspeiseeis	50	57	0,8	○●○	●○○	
Dicke Bohne gegart	150	149	1,5	○○●	○○●	○○●
Dicke Bohne Konserve netto	150	108	1,3	○○●	○○●	○○●
Dicke Bohneneintopf mit Speck	450	756	5,0	○●○	○○●	○○●
Dickmanns						
Coco Cabana dunkel	8	41	0,3	●○○	●○○	
Coco Cabana hell	8	41	0,4	●○○	●○○	
– normal	28	102	1,6	○●○	●○○	
– Mini	8	35	0,4	○●○	●○○	
– Mini dunkel	8	35	0,5	○●○	●○○	
– Mini Vollmilch	8	35	0,4	○●○	●○○	
– Mini weiß	8	35	0,4	○●○	●○○	
– Super	28	102	1,6	○●○	●○○	
Dickmilch 1,5 % Fett	150	69	0,5	●○○	●○○	○●○
Dickmilch 3,5 % Fett	150	96	0,5	●○○	●○○	○●○
Dickmilch m. Früchten 1,5 % Fett	150	125	1,8	○●○	○●○	○●○
Dickmilch m. Früchten 3,5 % Fett	150	146	1,8	●○○	●○○	○●○
Die Ofenfrische Pizza, Dr. Oetker						
– Champignon	430	753	9,1	○●○	○●○	
– Gemüse	435	805	9,1	○●○	○●○	
– Margherita	350	721	8,6	○●○	●○○	
– Paprika-Bolognese	400	788	8,9	○●○	●○○	
– Peperoni-Salami	400	908	9,0	○●○	●○○	
– Salami	380	874	8,9	○●○	●○○	
– Schinken-Zwiebel Spezial	370	714	8,9	○●○	●○○	
– Speciale	405	879	8,9	○●○	●○○	
– Spinat	435	835	9,0	○●○	○●○	
– Thunfisch	420	848	9,1	○●○	●○○	
– Vier-Käse	395	889	9,0	○●○	●○○	
Dill frisch	5	3		○○●	○○●	○○●
Dill Gewürz	1	3		○○●	○○●	○○●
Dillgurke sauer	50	4		○○●	○○●	○○●

Produktbezeichnung	Portion in g	kcal pro Portion	BE pro Portion	Fett-faktor	Satt-faktor	GLYX-faktor
Distelöl	12	105		○🟡○	🔴○○	
Dominosteine	48	185	2,9	○○🟢	🔴○○	○🟡○
Donauwellen	70	218	1,8	🔴○○	🔴○○	○🟡○
Döner Kebab	350	665	7,0	○🟡○	🔴○○	○🟡○
Donuts Choco	50	198	1,9	🔴○○	🔴○○	
Donuts Crocant	50	198	1,9	🔴○○	🔴○○	
Donuts mit Schoko, McDonalds	76	322	3,1	🔴○○	🔴○○	
Donuts mit Zucker, McDonalds	68	296	2,6	🔴○○	🔴○○	
Doppelbock	330	205	1,0	○○🟢	🔴○○	🔴○○
Dosenschinken	30	36		○🟡○	🔴○○	
Dr. Oetker						
– Crème Double	15	61	0,0	🔴○○	🔴○○	
– Crème fraîche Classic	15	45	0,0	🔴○○	🔴○○	
– Crème légère	15	26	0,1	🔴○○	🔴○○	
– Jobst Erdbeer	150	149	2,1	○🟡○	○🟡○	
– Jobst Himbeer	150	145	2,0	○🟡○	○🟡○	
– Jobst Kirsch	150	158	2,3	○🟡○	○🟡○	
– Jobst Pfirsich-Aprikose	150	154	2,2	○🟡○	○🟡○	
– Kirsch-Grütze mit Vanille-Creme	160	181	3,0	○○🟢	○🟡○	
– Rote Grütze mit Vanille-Creme	160	173	3,0	○○🟢	○🟡○	
– Waldbeer-Grütze m. Vanille-Creme	160	173	2,9	○○🟢	○🟡○	
Dresdner Stollen	100	408	3,9	🔴○○	🔴○○	○🟡○
Duplo	18	98	0,8	🔴○○	🔴○○	
E						
Eclairs mit Sahne	100	294	1,5	🔴○○	🔴○○	○🟡○
Ed. v. Schleck, Langnese	60	114	1,3	○🟡○	🔴○○	
Edamer 45 % F. i. Tr.	30	106		🔴○○	🔴○○	
Edelkastanie gegart	60	101	1,8	○○🟢	○○🟢	○🟡○
Edelkastanie geröstet u. gesalzen	60	143	1,7	○○🟢	○○🟢	○🟡○
Edelpilzkäse 45 % F. i. Tr.	30	91		🔴○○	🔴○○	
Egg McMuffin, McDonalds	150	416	2,4	🔴○○	🔴○○	

Produktbezeichnung	Portion in g	kcal pro Portion	BE pro Portion	Fett-faktor	Satt-faktor	GLYX-faktor
Ei	60	92		rot	rot	
Ei gebraten	60	98		rot	rot	
Eier mit Senfsoße	130	163	0,4	rot	rot	gelb
Eierlikör	20	57	0,5	gelb	rot	gelb
Eierpfannkuchen	250	525	4,6	gelb	rot	gelb
Eierstich Suppeneinlage	30	33		rot	rot	
Eigelb	22	77		rot	rot	
Eintopf mit Gemüse	450	243	3,0	gelb	grün	gelb
Eis mit Sahne	100	136	0,9	rot	rot	grün
Eis mit Sahne und Früchten	150	189	1,5	rot	rot	grün
Eisbecher mit Sahne u. Früchten	350	693	4,6	rot	rot	grün
Eisbein gekocht	250	363	0,2	rot	rot	
Eisbergsalat	50	7		grün	grün	grün
Eiscreme	75	120	1,9	gelb	rot	rot
Eiskaffee	250	573	1,3	rot	rot	gelb
Eiskonfekt	12	63	0,6	rot	gelb	gelb
Eistee, Burger King	250	80	1,7	grün	rot	
Eiswein Beerenauslese	130	127	0,6	grün	rot	gelb
Eiweiß	38	19		grün	rot	
Elisenlebkuchen	25	103	1,0	grün	gelb	gelb
Emmentaler 45 % F. i. Tr.	30	115		rot	rot	
Endivien	50	6		grün	grün	
Ente mit Haut gegart	150	261		gelb	rot	
Entenfett	15	132		rot	rot	
Entenklein gegart	150	266		gelb	rot	
Entenleber	125	164	0,4	gelb	rot	gelb
Entenschenkel gegart	150	273		gelb	rot	
Erbse gekeimt	100	32		grün	grün	grün
Erbse grün gegart	150	126	1,6	grün	grün	grün
Erbse grün getrocknet gegart	150	158	1,9	grün	grün	grün
Erbse grün Konserve netto	150	105	1,2	grün	grün	grün
Erbseneintopf mit Würstchen	450	405	2,7	rot	grün	grün

Produktbezeichnung	Portion in g	kcal pro Portion	BE pro Portion	Fett-faktor	Satt-faktor	GLYX-faktor
Erbsenpüree von Trockenerbsen	250	235	2,6	grün	grün	gelb
Erbsensuppe	400	244	1,4	rot	grün	grün
Erbsensuppe mit Speck	400	344	3,0	rot	grün	grün
Erbswurst	30	92	0,3	rot	gelb	grün
Erdbeerbowle	200	158	1,0	grün	rot	gelb
Erdbeercreme	200	322	2,2	rot	rot	gelb
Erdbeere	125	40	0,6	grün	grün	gelb
Erdbeere Konserve netto	125	83	1,5	grün	gelb	rot
Erdbeereis	100	105	1,6	gelb	rot	rot
Erdbeerkonfitüre	25	67	1,4	grün	rot	rot
Erdnuss	20	112		grün	gelb	grün
Erdnuss dragiert	25	133	0,6	gelb	gelb	grün
Erdnuss geröstet	20	116		gelb	gelb	grün
Erdnuss geröstet und gesalzen	20	114		gelb	gelb	grün
Erdnussbutter	20	119	0,2	grün	gelb	grün
Erdnussflips	25	132	0,9	gelb	rot	rot
Erdnussöl	12	105		grün	rot	
Esrom 45 % F. i. Tr.	30	94		rot	rot	
Essig	15	3		grün	rot	
Essig Kräutersoße	45	239		gelb	rot	
Essigmarinade	45	136		gelb	rot	
Estragon frisch	5	2		grün	grün	grün
Estragon getrocknet	1	3		grün	gelb	grün
F						
Fanta Orange	200	82	1,7	grün	rot	
Fanta Orange light	200	5	0,1	grün	rot	
Fasan	150	203		gelb	rot	
Federweißer	200	152	2,0	grün	rot	
Feige frisch	20	13	0,2	grün	grün	
Feige getrocknet	25	71	1,2	grün	grün	gelb
Feldsalat	50	7		grün	grün	

Produktbezeichnung	Portion in g	kcal pro Portion	BE pro Portion	Fett-faktor	Satt-faktor	GLYX-faktor
Fenchel	150	38	0,4	○○●	○○●	○○●
Fenchel gegart	150	33	0,3	○○●	○○●	○○●
Fenchelgemüse gedünstet	200	106	0,5	●○○	○○●	○○●
Fenchelsamen frisch	5	17		○○●	○○●	○○●
Ferkel mf.	150	266		●○○	●○○	
Ferrero Küsschen	9	53	0,3	●○○	●○○	
Feta	30	71		●○○	●○○	
ff-						
– Chipsfrisch Oriental	25	140	1,1	●○○	●○○	
– Chipsfrisch Peperoni	25	138	1,1	●○○	●○○	
– Chipsfrisch ungarisch	25	138	1,1	●○○	●○○	
– Erdnuss-Flippies	25	124	1,1	●○○	●○○	
– Frit-Sticks ungarisch	25	131	1,3	●○○	●○○	
– Riffel's Naturell	25	136	1,1	●○○	●○○	
– Rustica	25	138	1,1	●○○	●○○	
– Zwiebli-Ringe	25	127	1,2	●○○	●○○	
Filetsteak gebraten	200	296		●○○	●○○	
Filetsteak mit Kräuterbutter	200	548		●○○	●○○	
Fisch Filegro in Kräutersoße TK	125	143	0,3	●○○	●○○	
Fisch Filegro Müllerin Art TK	125	179	0,5	●○○	●○○	
Fisch paniert TK	150	177	1,6	○○●	●○○	●○○
Fischbrühe	300	69	0,2	●○○	●○○	
Fischfilet Müllerin	230	412	0,8	●○○	●○○	○●○
Fischfilet paniert	200	346	2,3	●○○	●○○	○●○
Fischfrikadelle	120	190	1,0	○●○	●○○	○●○
Fischmäc, McDonalds	144	382	3,0	●○○	●○○	
Fischstäbchen gebraten	150	290	1,8	●○○	●○○	○●○
Fischsuppe gebunden	400	492	0,8	●○○	●○○	○●○
Fish King, Burger King	176	419	4,8	●○○	●○○	
Fish King mit Käse, Burger King	189	462	4,8	●○○	●○○	
Fladenbrot	50	118	2,0	○○●	○●○	●○○
Flädle Trockenprodukt	60	211	3,4	○○●	○●○	●○○

Produktbezeichnung	Portion in g	kcal pro Portion	BE pro Portion	Fett-faktor	Satt-faktor	GLYX-faktor
Flädlesuppe	330	221	1,7	rot	rot	gelb
Flammeri mit Erdbeeren	250	360	2,4	rot	rot	gelb
Fleischbrühe klar	300	147	0,2	rot	gelb	
Fleischbrühe mit Gemüse	350	140	0,3	rot	rot	
Fleischbrühe mit Nudeln	330	215	1,5	gelb	gelb	gelb
Fleischbrühe Würfel	5	7		gelb	rot	
Fleischkäse einfach	30	95		rot	rot	
Fleischkäse grob	30	81		rot	rot	
Fleischsuppe klar Brühwürfel	5	7		gelb	rot	
Fleischtomate	150	26	0,3	grün	grün	grün
Fleischwurst	30	85		rot	rot	
Flunder gebraten	250	368	0,3	rot	rot	gelb
Flunder gegart	180	83		gelb	rot	
Flunder geräuchert	75	76		gelb	rot	
Flunder paniert	200	358	1,5	rot	rot	gelb
Flusskrebs gegart	100	92		grün	rot	
Flusskrebs Konserve in Öl netto	60	92		gelb	rot	
Forelle blau	200	236		grün	rot	
Forelle gegart	180	115		gelb	rot	
Forelle geräuchert	75	90		gelb	rot	
Forelle Müllerin	200	354	0,7	rot	rot	gelb
Forelle paniert	200	376	1,6	rot	rot	gelb
Frankfurter Kranz	70	254	1,9	rot	rot	gelb
Frankfurter Würstchen	100	276		rot	rot	
French Dressing Fertigprodukt	25	52		gelb	rot	
Frikadelle	70	109	0,3	gelb	rot	gelb
Frischkäse 50 % F. i. Tr.	30	84		rot	rot	
Frischkäsezubereitung 20 % F. i. Tr.	30	32		rot	rot	
Frischkäsezubereitung 50 % F. i. Tr.	30	85		rot	rot	
Fritierfett	15	132		rot	rot	
Frosties	40	150	2,9	grün	rot	
Früchtebrot	45	158	2,0	grün	gelb	gelb

Produktbezeichnung	Portion in g	kcal pro Portion	BE pro Portion	Fett-faktor	Satt-faktor	GLYX-faktor
Fruchteis	75	99	1,8	○○●	●○○	●○○
Früchtemüsli	40	136	2,0	○○●	○○●	○●○
Früchtequark	250	258	3,6	○○●	●○○	●○○
Früchtetee	125	1		○○●	●○○	
Fruchtgummi	5	9	0,2	○○●	●○○	
Fruchtjoghurt mit Süßstoff	150	96	0,6	●○○	○●○	○○●
Fruchtquark mit Süßstoff	150	110	0,6	○○●	○●○	○●○
Fruchtsaftg. Zitrus kalorienarm	200	24	0,4	○○●	○○●	○●○
Fruchtsaftgetränk Trauben	200	124	2,4	○○●	●○○	●○○
Fruchtsaftgetränk Zitrus	200	94	1,9	○○●	●○○	●○○
Fruchtsaftlikör	20	61	0,5	○○●	●○○	●○○
Fruchtzucker	5	20	0,4	○○●	●○○	○○●
Fruchtzwerge	50	74	0,6	●○○	●○○	
Fruchtzwerge Multivitamin	50	61	0,7	○●○	●○○	
Frühlingsqu. m. Kartoffel u. Butter	400	412	2,6	●○○	○●○	○●○
Frühlingsrolle m. Gemüsefüllung	150	305	2,0	●○○	●○○	○●○
Frühlingssuppe klar	350	175	1,8	○●○	○○●	○●○
Fürst Pückler Bombe	250	805	3,5	●○○	●○○	○●○
Fürst Pückler Eis, Langnese	70	127	1,3	○●○	●○○	
G						
Gans frisch	150	507		●○○	●○○	
Gans gegart	150	419		●○○	●○○	
Gänsebraten mit Soße	300	975	0,2	●○○	●○○	
Gänseklein gegart	150	437		●○○	●○○	
Gänseleber	125	164	0,5	○●○	●○○	○●○
Gänseleberpastete	30	74		●○○	●○○	
Gänseleberwurst mit Trüffeln	30	76		●○○	●○○	
Gänseschmalz	15	132		●○○	●○○	
Garnele	100	102		○○●	●○○	
Garnelensuppe Konserve	250	220		○○●	●○○	
Gartenkürbis	150	20	0,3	○○●	○○●	○○●

Produktbezeichnung	Portion in g	kcal pro Portion	BE pro Portion	Fett-faktor	Satt-faktor	GLYX-faktor
Gartenkürbis Konserve netto	150	14	0,2	grün	grün	grün
Gazpacho	350	67	0,3	rot	grün	grün
Geflügel Dippers TK	125	324	1,9	rot	rot	
Geflügel Sticks TK	125	273	1,8	gelb	rot	
Geflügelbrühe	300	240		rot	rot	
Geflügelcremesuppe	350	210	0,7	rot	rot	gelb
Geflügeldöner	350	574	6,4	grün	rot	rot
Gekochte Eier	60	92		rot	rot	
Gelatine	1	3		grün	rot	
Gelee extra	25	65	1,3	grün	rot	rot
Geleefrüchte	25	82	1,6	grün	grün	rot
Gemüse Mac, McDonalds	203	485	4,7	rot	gelb	
Gemüse Putenwurst, Du darfst	25	27	0,1	gelb	rot	
Gemüse überbacken in Käsesoße	350	312	1,7	rot	grün	grün
Gemüsebratling	200	264	2,0	rot	gelb	grün
Gemüsebrühe	300	57		gelb	grün	
Gemüseburger	200	236	2,9	gelb	grün	gelb
Gemüsecremesuppe	350	130	1,2	rot	gelb	gelb
Gemüseeintopf	350	252	0,7	rot	gelb	gelb
Gemüseeintopf mit Rind	450	212	1,8	gelb	grün	grün
Gemüsemischung gegart	150	51	0,6	grün	grün	grün
Gemüsemischung Konserve netto	150	48	0,5	grün	grün	grün
Gemüseplatte mit Kartoffeln	250	200	1,8	gelb	grün	grün
Gemüserisotto	250	228	3,4	grün	gelb	grün
Gemüsesalat mit Essigmarinade	150	57	0,7	grün	grün	grün
Gemüsesalat mit Joghurtdressing	150	62	0,6	gelb	grün	grün
Gemüsesalat mit Mayonnaise	150	131	0,6	gelb	grün	grün
Gemüsesuppe italienisch	350	133	1,4	grün	grün	grün
Gemüsezwiebel	80	22	0,3	grün	grün	grün
Germknödel	330	842	7,5	rot	gelb	gelb
Gerste Vollkorn	40	128	2,1	grün	grün	gelb
Gerste Vollkorn gegart	180	184	3,0	grün	grün	gelb

Produktbezeichnung	Portion in g	kcal pro Portion	BE pro Portion	Fett-faktor	Satt-faktor	GLYX-faktor
Gerstenbrot	45	95	1,7	grün	gelb	rot
Getränkepulver Orange	25	96	1,9	grün	rot	rot
Getreidebratling	200	236	2,8	grün	grün	gelb
Gewürzgurke netto	50	8		grün	grün	grün
Gewürzkuchen Rührteig	70	252	2,8	gelb	rot	gelb
Gewürzmischung chinesisch	1	3		gelb	grün	grün
Gin	20	52		grün	rot	
Giotto	5	28	0,1	rot	rot	
Glühwein	200	210	2,5	grün	rot	rot
Glutamat	1	2		grün	rot	
Glutenfr. Biskuit	20	99	1,2	grün	rot	gelb
Glutenfr. Brot dunkel	45	100	1,9	grün	rot	rot
Glutenfr. Hirsebrot	45	114	2,0	grün	gelb	rot
Glutenfr. Kastanienbrot	45	80	1,5	grün	rot	rot
Glutenfr. Körnerbrot	45	98	1,5	grün	grün	gelb
Glutenfr. Löffelbiskuit	20	84	1,3	grün	rot	rot
Glutenfr. Maiskekse	20	88	1,1	grün	rot	gelb
Glutenfr. Mehl	10	35	0,7	grün	rot	rot
Glutenfr. Mehlmischung für Brot	10	35	0,7	grün	rot	rot
Glutenfr. Nudeln roh	60	213	4,3	grün	rot	rot
Glutenfr. Paniermehl	8	30	0,5	grün	rot	rot
Glutenfr. Plätzchen	20	47	0,9	grün	rot	rot
Glutenfr. Waffeln	20	102	1,0	gelb	rot	gelb
Glutenfr. Zwieback	10	44	0,5	grün	rot	gelb
Goldbackfisch TK	150	225	0,7	gelb	rot	gelb
goldfischli Original	25	115	1,2	gelb	rot	
goldfischli Paprika	25	117	1,2	gelb	rot	
goldfischli Sesam	25	121	1,1	rot	rot	
Gorgonzola	30	107		rot	rot	
Götterspeise Gelee	150	90	1,7	grün	rot	
Gouda 45 % F. i. Tr.	30	110		rot	rot	
Gouda 60 % F. i. Tr.	30	126		rot	rot	

Produktbezeichnung	Portion in g	kcal pro Portion	BE pro Portion	Fett-faktor	Satt-faktor	GLYX-faktor
Grahambrot	40	85	1,4	grün	grün	gelb
Granatapfel	125	98	1,7	grün	grün	gelb
Granatapfelsaft	200	154	2,8	grün	rot	rot
Grand Marnier	20	64	0,5	grün	rot	rot
Grapefruit	100	50	0,7	grün	gelb	gelb
Grapefruitsaft	200	96	1,4	grün	rot	rot
Graubrot	45	95	1,7	grün	gelb	rot
Graupen	20	68	1,2	grün	gelb	rot
Graupensuppe klar	350	172	1,8	gelb	gelb	gelb
Greyerzer 50 % F. i. Tr.	30	122		rot	rot	
Grießbrei	200	146	1,9	gelb	rot	gelb
Grießklößchensuppe	350	504	3,2	rot	rot	gelb
Grießklöße	250	378	3,9	rot	gelb	gelb
Grießsuppe mit Gemüseeinlage	400	188	1,6	rot	gelb	gelb
Grilled Chicken, McDonalds	189	402	3,2	gelb	rot	
Grillsoße Barbecue	20	29	0,5	grün	gelb	rot
Grillsoße mexikanisch	20	12		grün	grün	
Grillsteak	250	398		gelb	rot	
Grüne Bohneneintopf mit Rind	450	275	2,5	gelb	grün	gelb
Grüne Soße	45	106		rot	rot	
Grünkern Gemüse Bratling	200	288	3,0	gelb	gelb	gelb
Grünkern Vollkorn	40	130	2,1	grün	grün	gelb
Grünkern Vollkorn gegart	180	187	3,0	grün	grün	gelb
Grünkernsuppe	350	347	0,9	rot	rot	gelb
Grünkohl	150	56	0,3	grün	grün	grün
Grünkohl gegart	150	42	0,2	grün	grün	grün
Grünkohl Konserve netto	150	50	0,2	grün	grün	grün
Grünkohleintopf m. Schweinebauch	450	522	0,9	rot	gelb	grün
Guave	100	38	0,6	grün	grün	gelb
Guave Konserve netto	100	76	1,4	grün	grün	rot
Guavennektar	200	102	2,0	grün	rot	rot
Gulaschsuppe	400	248	1,2	rot	rot	gelb

Produktbezeichnung	Portion in g	kcal pro Portion	BE pro Portion	Fett-faktor	Satt-faktor	GLYX-faktor
Gulaschsuppe Konserve	250	275	0,5	rot	rot	gelb
Gummibonbons	5	9	0,2	grün	rot	
Gurke	150	14		grün	grün	grün
Gurke Konserve netto	150	15	0,2	grün	grün	grün
Gurke sauer	50	4		grün	grün	grün
Gurke süß-sauer	50	9		grün	grün	grün
Gurkensalat mit Dressing	150	62	0,3	gelb	gelb	grün
H						
Hackbraten mit Soße	380	680	1,4	rot	rot	gelb
Hackfleisch gemischt gegart	100	239		rot	rot	
Hackfleisch gemischt roh	100	221		rot	rot	
Hackfleisch Rind gegart	100	223		rot	rot	
Hackfleisch Rind roh	100	202		rot	rot	
Hackfleisch Schwein gegart	100	264		rot	rot	
Hackfleisch Schwein roh	100	250		rot	rot	
Hacksteak Fertiggericht	150	282		rot	rot	
Hacksteak gegart	200	402	0,3	rot	rot	gelb
Hafer Vollkorn	40	141	2,0	grün	gelb	grün
Haferbrei	250	403	4,2	rot	rot	gelb
Haferflocken	40	148	2,1	grün	gelb	gelb
Haferflocken gegart	80	63	0,9	grün	gelb	gelb
Haferflocken Vollkorn	40	148	2,1	grün	gelb	grün
Haferflockenplätzchen	50	209	2,1	rot	rot	gelb
Hafergrütze gegart	180	194	2,8	grün	gelb	gelb
Hagebutte	125	135	2,0	grün	grün	gelb
Hagebutte gegart	125	140	2,1	grün	grün	gelb
Hagebuttenkonfitüre	25	74	1,5	grün	rot	rot
Hähnchen gegart	150	284		gelb	rot	
Hähnchen gegrillt	250	435		gelb	rot	
Hähnchen Innereien gegart	125	184	0,6	gelb	rot	gelb
Hähnchenflügel	150	312		rot	rot	

Produktbezeichnung	Portion in g	kcal pro Portion	BE pro Portion	Fett-faktor	Satt-faktor	GLYX-faktor
Hähnchenklein gegart	150	342		●○○	●○○	
Hähnchenleber gegart	125	184	0,6	○●○	●○○	○●○
Hähnchenschenkel gegart	150	321		○●○	●○○	
Halbbitterkuvertüre	25	99	1,3	○●○	○○●	○●○
Halbfettbutter, Du darfst	20	73	0,0	●○○	●○○	
Hallimasch frisch	100	15		○●○	○○●	
Halwa	50	190	3,6	○○●	●○○	●○○
Ham und Eggs, McDonalds	196	433	2,4	○●○	●○○	
Hamburger Aalsuppe	400	328	1,6	○●○	○●○	○○●
Hamburger Pfannfisch	250	268	1,7	○●○	○●○	○●○
Hamburger, Burger King	116	285	2,3	○●○	●○○	
Hamburger, McDonalds	103	253	2,6	●○○	●○○	○●○
Hamburger Royal, McDonalds	205	517	3,0	●○○	●○○	
Hamburger Royal TS, McDonalds	247	561	2,9	●○○	●○○	
Hammelbraten mf.	125	278		●○○	●○○	
Hammelfilet gegart	125	188		○●○	●○○	
Hammelkeule gegart	125	339		●○○	●○○	
Hammelkotelett mf. gegart	150	389		●○○	●○○	
Hanuta	23	121	0,9	●○○	●○○	
Happen, Langnese	42	92	1,0	○●○	●○○	
Happy Hippo Snack	21	118	0,7	●○○	●○○	
Haribo						
– Color-Rado	25	86	1,6	○○●	●○○	
– Erdbeeren	25	93	1,8	○○●	●○○	
– Frucht-Kracher	25	96	1,8	○○●	●○○	
– Goldbären	25	85	1,6	○○●	●○○	
– Happy-Cola	25	85	1,6	○○●	●○○	
– Katinchen	25	80	1,6	○○●	●○○	
– Konfekt	25	89	1,6	○○●	●○○	
– Piratos	25	80	1,6	○○●	●○○	
– Salino	25	80	1,6	○○●	●○○	
– Salzbrezel	25	88	1,8	○○●	●○○	

Produktbezeichnung	Portion in g	kcal pro Portion	BE pro Portion	Fettfaktor	Sattfaktor	GLYX-faktor
– Saure Pommes	25	85	1,6	grün	rot	
– Schnecken	25	74	1,4	grün	rot	
– Stafetten	25	86	1,8	grün	rot	
– Tropi Frutti	25	88	1,6	grün	rot	
– Tutti Frutti	25	87	1,7	grün	rot	
– Weinland	25	85	1,6	grün	rot	
Hartkaramelle gefüllt	5	18	0,4	grün	rot	rot
Hartkäse 45 % F. i. Tr.	30	115		rot	rot	
Hartkäse Magerstufe	30	50		grün	rot	
Haselnuss	20	127	0,2	gelb	gelb	
Haselnuss Krokant	20	90	1,4	grün	rot	gelb
Haselnusscreme Dessert	200	472	2,2	rot	rot	gelb
Haselnussmus	20	130	0,2	gelb	rot	
Haselnussöl	12	106		gelb	rot	
Hasenbraten mit Soße	200	340	0,3	gelb	rot	gelb
Hasenpfeffer mit Soße	350	536	0,6	rot	rot	gelb
Hasenragout	350	214	0,8	gelb	rot	gelb
Hausmacher Blutwurst Konserve	30	103		rot	rot	
Hausmacher Leberwurst Konserve	30	90		rot	rot	
Havarti 45 % F. i. Tr.	30	97		rot	rot	
Hecht gegart	180	90		grün	rot	
Hechtfilet gegart	150	140		grün	rot	
Hechtfilet paniert	200	338	1,6	rot	rot	gelb
Hefe frisch	5	4		grün	grün	
Hefeaufstrichpaste m. Champignons	20	38		rot	gelb	
Hefeaufstrichpaste mit Kräutern	20	39		rot	rot	
Hefebrühe Extr. m. Gemüse gekörnt	5	12		gelb	rot	
Hefebrühe Extrakt	5	15		rot	rot	
Hefebrühe Extrakt mit Gemüse	5	13		rot	rot	
Hefeklöße im Backofen	180	502	6,3	rot	rot	gelb
Hefeteig	100	302	3,6	rot	rot	gelb
Hefeteigschnecke	65	211	2,9	gelb	rot	

Produktbezeichnung	Portion in g	kcal pro Portion	BE pro Portion	Fett-faktor	Satt-faktor	GLYX-faktor
Hefeweizenbier	330	125	0,8	○○●	●○○	○●○
Hefezopf	100	302	3,9	○●○	●○○	○●○
Heidelbeere	125	53	0,8	○○●	○○●	○●○
Heidelbeere gegart	125	55	0,8	○○●	○○●	○●○
Heidelbeere Konserve netto	125	93	1,7	○○●	○○●	○●○
Heidelbeerkonfitüre	25	68	1,4	○○●	●○○	●○○
Heilbutt gegart	180	158		○○●	●○○	
Heilbutt gegrillt	200	342	0,2	●○○	●○○	
Heilbutt geräuchert	75	77		○○●	●○○	
Heilbutt paniert	200	360	1,5	●○○	●○○	○●○
Heilbuttfilet	150	146		○○●	●○○	
Heilbuttfilet gegart	150	168		○○●	●○○	
Hering geräuchert	75	163		○○●	●○○	
Hering grün gegrillt	200	502		○○●	●○○	
Hering Konserve in Öl netto	60	124		○○●	●○○	
Hering Konserve netto	65	132		○○●	●○○	
Heringsfilet gegart	150	356		○○●	●○○	
Heringsfilet in Tomatensoße	90	166		○○●	●○○	
Heringsfilet Matjesart	90	188		○○●	●○○	
Heringsfilet mit Remouladensoße	230	458	0,7	○●○	●○○	
Himbeere	125	43	0,5	○○●	○○●	○●○
Himbeere Konserve netto	125	85	1,5	○○●	○○●	○●○
Himbeergeist	20	48		○○●	●○○	
Himbeerkonfitüre	25	67	1,4	○○●	●○○	●○○
Himmel und Erde	350	245	4,0	○○●	○○●	○●○
Himmel und Erde mit Blutwurst	350	574	2,5	●○○	●○○	○●○
Hinterschinken	30	36		○●○	●○○	
Hirschbraten mit Soße	400	352	0,6	●○○	●○○	○●○
Hirschhornsalz	1	2		○○●	●○○	
Hirse ganzes Korn	20	66	1,1	○○●	○○●	○●○
Hirse gegart	180	205	3,2	○○●	○●○	●○○
Hirsevollkornbrot	50	109	1,8	○○●	○○●	○●○

Produktbezeichnung	Portion in g	kcal pro Portion	BE pro Portion	Fett-faktor	Satt-faktor	GLYX-faktor
Holunderbeere gegart	125	63	0,8	grün	grün	grün
Holunderbeere netto	125	60	0,8	grün	grün	grün
Holunderbeersaft	200	100	1,4	grün	rot	rot
Holzofenbrot	45	95	1,7	grün	gelb	rot
Honig	25	77	1,6	grün	rot	gelb
Honigkuchen	70	251	4,0	grün	rot	rot
Honigmelone	125	33	0,6	grün	grün	gelb
Hörnchen Blätterteig	70	329	2,8	rot	rot	gelb
Hühnerbrühe gekörnt	3	4		gelb	rot	
Hühnerbrühe mit Nudeln gekörnt	330	287	1,2	rot	rot	gelb
Hühnerfrikassee	450	608	0,7	rot	rot	gelb
Hühnerpastete	30	78	0,2	rot	rot	
Hummer	100	86		grün	rot	
Hummer gegart	100	88		grün	rot	
Hummersalat mit Mayonnaise	150	194	0,4	rot	rot	gelb
Hummersuppe	400	492	0,8	rot	rot	gelb
Hüttenkäse 20 % F. i. Tr.	30	31		rot	rot	
Hüttenkäse Magerstufe	30	24		gelb	rot	
I						
Ingwer kandiert	25	65	1,3	grün	rot	rot
Ingwerknolle	5	3		grün	gelb	grün
Intermezzo, Dr. Oetker						
– Gemüse-Chili-Sauerrahm	165	432	3,8	rot	rot	
– Paprika-Hackfleisch-Sauerrahm	145	403	3,7	rot	rot	
– Salami-Cayenne-Sauerrahm	160	445	3,7	rot	rot	
– Schinken-Sauerrahm	143	393	3,6	rot	rot	
– Spinat-Sauerrahm	158	405	3,6	rot	rot	
– Thunfisch-Sauerrahm	158	439	3,7	rot	rot	
Irish Stew	400	352	1,8	rot	gelb	grün
Italian Dressing Fertigprodukt	60	305		gelb	rot	

Produktbezeichnung	Portion in g	kcal pro Portion	BE pro Portion	Fett-faktor	Satt-faktor	GLYX-faktor
J						
Jacobsmuschel	100	77	0,5	grün	rot	
Jagdwurst	30	65		rot	rot	
Jagdwurst fettarm	30	62		rot	rot	
Jägerpilzsuppe	320	102	0,2	rot	rot	
Jägerschnitzel	150	173	0,4	rot	rot	gelb
Jägersoße	60	44	0,3	rot	gelb	grün
Jarlsberg 45 % F. i. Tr.	30	105		rot	rot	
Jerome 45 % F. i. Tr.	30	95		rot	rot	
Jodiertes Salz	1	0		grün	rot	
Joghurt 1,5 % Fett	150	69	0,5	rot	rot	gelb
Joghurt 3,5 % Fett	150	99	0,5	rot	rot	gelb
Joghurt Dressing	60	71	0,3	rot	rot	gelb
Joghurt mit Früchten 1,5 % Fett	150	125	1,8	gelb	gelb	gelb
Joghurt mit Früchten 3,5 % Fett	150	149	1,8	rot	rot	gelb
Joghurt mit Müsli	150	189	2,1	gelb	rot	gelb
Joghurt Trinkjoghurt 1,5 % Fett	150	107	1,4	gelb	rot	
Joghurt Trinkjoghurt 3,5% Fett	150	132	1,4	gelb	rot	
Joghurteis	75	104	1,5	gelb	rot	
Johannisbeere rot	125	54	0,8	grün	grün	gelb
Johannisbeere schwarz	125	71	1,1	grün	grün	gelb
Johannisbeere weiß	125	64	1,0	grün	grün	gelb
Johannisbeere weiß Konserve netto	125	98	1,8	grün	grün	gelb
Johannisbeerkonfitüre rot	25	68	1,4	grün	rot	rot
Johannisbeerkonfitüre schwarz	25	69	1,4	grün	rot	rot
Johannisbeersaft rot	200	204	3,7	grün	rot	rot
Johannisbeersaft schwarz	200	228	4,1	grün	rot	rot
Johannisbrotkernmehl	10	6		grün	grün	grün
K						
Kabeljau gegart	180	117		grün	rot	
Kabeljau gekocht	200	164		grün	rot	

Produktbezeichnung	Portion in g	kcal pro Portion	BE pro Portion	Fett-faktor	Satt-faktor	GLYX-faktor
Kabeljau paniert	200	330	1,5	●○○	●○○	○●○
Kabeljaufilet	150	116		○○●	●○○	
Kabeljaufilet gegart	150	135		○○●	●○○	
Kaffee Getränk	125	3		○○●	●○○	
Kaffee Instant Pulver	3	10		○○●	●○○	
Kaffee mit Milch	125	5		●○○	●○○	
Kaffee mit Milch und Zucker	125	15	0,2	○○●	●○○	
Kaffee mit Zucker	125	13	0,2	○○●	●○○	
Kaffee Zichorien Pulver	3	6		○○●	●○○	
Kaffeesahne 10 % F.	5	6		●○○	●○○	
Kaffeeweißer	3	16		●○○	●○○	
Kaffeeweißer Coffee-mate	3	20	0,2	●○○	●○○	
Kaiserschmarrn	250	475	4,0	●○○	●○○	○●○
Kakaobutter	20	176		●○○	●○○	
Kakaogetränkepulver löslich	4	16	0,3	○●○	○●○	●○○
Kakaopulver schwach entölt	4	14		●○○	○○●	
Kakaotrunk Trinkschokolade	200	262	3,5	○●○	●○○	○●○
Kalbfleisch ma. gegart	150	206		○○●	●○○	
Kalbfleischpastete	30	69	0,2	●○○	●○○	
Kalbfleischsuppe Trockenprodukt	50	72		●○○	●○○	
Kalbfleischwurst	30	96		●○○	●○○	
Kalbsbraten gegart	125	171		○○●	●○○	
Kalbsfilet gebraten	150	293		○●○	●○○	
Kalbsfilet gegart	150	213		○●○	●○○	
Kalbsfrikassee	250	228	0,6	○●○	●○○	○●○
Kalbsgeschnetzeltes Zürcher Art	250	325	0,4	●○○	●○○	○●○
Kalbsgulasch gegart	150	228		○●○	●○○	
Kalbskeule mf. gegart	125	180		○○●	●○○	
Kalbskotelett mf. gegart	150	258		○●○	●○○	
Kalbskotelett natur	150	276		○●○	●○○	
Kalbskotelett paniert	150	401	2,1	●○○	●○○	○●○
Kalbslende gegart	125	178		○●○	●○○	

Produktbezeichnung	Portion in g	kcal pro Portion	BE pro Portion	Fett-faktor	Satt-faktor	GLYX-faktor
Kalbsragout mit Champig. u. Soße	250	230	0,3	🟡	🔴	🟡
Kalbsroulade mf. gegart	150	216		🟢	🔴	
Kalbsschnitzel mf. gegart	125	180		🟢	🔴	
Kalte Ente Getränk	200	202	1,8	🟢	🔴	🔴
Kandierte Früchte	25	66	1,3	🟢	🔴	🔴
Kaninchen mf. gegart	150	282		🟡	🔴	
Kapern	5	21	0,2	🟡	🟢	
Kapernsoße	60	52	0,3	🔴	🔴	🟡
Karamelcreme	200	216	2,8	🟡	🔴	🟡
Karamelsoße	60	96	1,2	🟡	🔴	🟡
Karausche gegart	180	130		🟡	🔴	
Kardamon	1	3		🟢	🟢	
Karpfen blau	200	234		🟡	🔴	
Karpfen paniert	200	376	1,6	🔴	🔴	🟡
Karpfenfilet gegart	150	174		🟡	🔴	
Kartoffel gegart	200	138	2,4	🟢	🟢	🔴
Kartoffel Lauchcremesuppe	350	277	1,2	🔴	🟡	🟢
Kartoffel	200	142	2,5	🟢	🟢	🟡
Kartoffel Spinat Auflauf	350	319	2,7	🔴	🟡	🟡
Kartoffel ungeschält gegart	240	137	2,4	🟢	🟢	🟡
Kartoffelauflauf	350	536	2,8	🔴	🔴	🟡
Kartoffelbrei	250	198	2,7	🟡	🟢	🔴
Kartoffelbreipulver	25	82	1,5	🟢	🟢	🔴
Kartoffelchips	25	134	0,8	🔴	🔴	🟡
Kartoffelkloß aus rohen Kartoffeln	200	158	2,1	🟡	🟡	🟡
Kartoffelkloß halb und halb aus Pulver	200	188	2,8	🟡	🟢	🟡
Kartoffelkloß Trockenprodukt	30	98	1,8	🟢	🟡	🔴
Kartoffelkroketten	250	340	4,0	🟡	🟡	🟡
Kartoffelpuffer	200	306	3,1	🔴	🟡	🟡
Kartoffelsalat mit Dressing	250	268	2,2	🟡	🟡	🟡
Kartoffelsalat mit Mayonnaise	250	253	2,7	🔴	🟡	🟡
Kartoffelstärke	10	34	0,7	🟢	🔴	🔴

Produktbezeichnung	Portion in g	kcal pro Portion	BE pro Portion	Fett-faktor	Satt-faktor	GLYX-faktor
Kartoffelsuppe	400	168	2,1	🔴	🟡	🟡
Kartoffelsuppe mit Gemüse	400	228	2,5	🟡	🟢	🟡
Kartoffelsuppe mit Wurst	400	344	2,4	🔴	🟡	🟢
Käse Wurst Salat m. Essigmarinade	150	314	0,5	🔴	🔴	🟡
Käsecremesuppe m. Schmelzkäse	320	320	0,7	🔴	🔴	🟡
Käsefondue	270	683	0,4	🔴	🔴	🟡
Käsegebäck Blätterteig	70	369	2,0	🔴	🔴	🟡
Käsekuchen Mürbeteig	100	276	2,3	🔴	🔴	🟡
Käsenockerln	200	466	2,4	🔴	🔴	🟡
Käsesahnetorte	120	251	3,1	🟡	🔴	🟡
Käsesalat	150	318	0,7	🔴	🔴	🟡
Käsesoße	60	67	0,3	🔴	🔴	🟡
Käsespätzle	200	398	2,6	🔴	🔴	🟡
Käsetoast	100	298	0,9	🔴	🔴	🔴
Käsetorte Rührteig	100	342	3,6	🟡	🔴	🟡
Kasseler Aufschnitt	30	52		🔴	🔴	
Katenrauchwurst	30	110		🔴	🔴	
Katfisch gegart	180	90		🟢	🔴	
Katfischfilet	150	132		🟢	🔴	
Katfischfilet gegart	150	155		🟢	🔴	
Kaugummi	3	12	0,2	🟢	🔴	
Kaviar echt	5	13		🟡	🔴	
Kaviarersatz	5	5		🟢	🔴	
Kefir 1,5 % Fett	150	75	0,5	🔴	🔴	🟡
Kefir 3,5 % Fett	150	99	0,5	🔴	🔴	🟡
Kefir mit Früchten 1,5 % Fett	150	129	1,8	🟡	🟡	🟡
Kefir mit Früchten 3,5 % Fett	150	149	1,8	🔴	🔴	🟡
Keks mit Schokolade	5	24	0,3	🟡	🔴	
Kellogg's						
– All-Bran Flakes	30	95	1,7	🟢	🟢	
– All-Bran Plus	40	112	1,6	🟢	🟢	
– Choco Corn Flakes	30	115	2,1	🟢	🔴	

Produktbezeichnung	Portion in g	kcal pro Portion	BE pro Portion	Fett-faktor	Satt-faktor	GLYX-faktor
– Choco Krispies	30	115	2,1	○○●	○●○	
– Choco Smacks	30	116	1,9	○○●	●○○	
– Chocos	30	113	2,0	○○●	●○○	
– Chombos	30	116	2,1	○○●	●○○	
– Corn Flakes	30	110	2,1	○○●	●○○	
– Crunchy Nut Corn Flakes	30	115	2,1	○○●	○●○	
– Froot Loops	30	116	2,1	○○●	●○○	
– Frosties	30	112	2,2	○○●	●○○	
– Frosties Spice	30	111	2,0	○○●	●○○	
– Honey Loops	30	111	2,0	○○●	●○○	
– Just Right	30	105	1,9	○○●	○●○	
– Nutri-Grain 7-Früchte Müsli	40	148	2,0	○●○	○○●	
– Nutri-Grain Knusper Müsli	40	188	2,0	○●○	○○●	
– Nutri-Grain Mehrkorn Müsli	40	152	2,0	○●○	○○●	
– Nutri-Grain Schoko Müsli	40	155	2,1	○●○	○●○	
– Optima Fruit n Fibre	40	141	2,3	○○●	○○●	
– Optima Nut Feast	40	146	2,2	○○●	○○●	
– Pops	30	116	2,2	○○●	●○○	
– Rice Krispies	30	112	2,1	○○●	○●○	
– Smacks	30	111	2,1	○○●	●○○	
– Special K	30	111	1,9	○○●	○●○	
– Toppas	40	136	2,4	○○●	○●○	
– Toppas Choco	40	160	2,1	○●○	●○○	
– Toppas Traube	40	134	2,4	○○●	○●○	
Kerbel frisch	5	2		○○●	○○●	○○●
Kerbel getrocknet	1	2		○○●	○○●	○○●
Kichererbse frisch	60	161	1,9	○○●	○○●	○○●
Kichererbse gegart	150	171	2,0	○○●	○○●	○○●
Kichererbse getrocknet	50	163	2,0	○○●	○○●	○○●
Kichererbse Konserve netto	150	101	1,2	○○●	○○●	○○●
Kidney Bohne getrocknet	150	377	4,6	○○●	○○●	○○●
Kidney Bohne Konserve netto	150	95	1,1	○○●	○○●	○○●

Produktbezeichnung	Portion in g	kcal pro Portion	BE pro Portion	Fett-faktor	Satt-faktor	GLYX-faktor
Kinder						
– Bueno	22	123	0,8	●○○	●○○	
– Country	24	131	1,0	●○○	●○○	
– Maxi King	35	174	1,1	●○○	●○○	
– Pingui	30	136	0,9	●○○	●○○	
– Prof. Rino	21	118	0,7	●○○	●○○	
– Riegel	21	117	0,9	●○○	●○○	
– Überraschung	21	116	0,9	●○○	●○○	
– Schokolade Riegel	13	70	0,6	●○○	●○○	
– Schoko-Bons	6	33	0,2	●○○	●○○	
King, Burger King						
– Nuggets 6 Stück	90	246	0,9	●○○	●○○	
– Pommes mittel	116	400	3,6	○●○	●○○	
– Sundae Erdbeer	145	243	3,2	○●○	●○○	
– Sundae Karamel	145	251	3,2	○●○	●○○	
– Sundae Schoko	145	243	3,2	○●○	●○○	
– Sundae Vanille	130	202	2,4	○●○	●○○	
– Wings 6 Stück	172	435	0,3	●○○	●○○	
Kinley Bitter Lemon	200	82	1,7	○○●	●○○	
Kinley Tonic Water	200	74	1,5	○○●	●○○	
Kirsche sauer	120	70	1,1	○○●	○●○	○●○
Kirsche sauer Konserve netto	125	110	2,0	○○●	○●○	●○○
Kirsche süß	120	76	1,3	○○●	○○●	○●○
Kirsche süß Konserve netto	125	114	2,1	○○●	○●○	●○○
Kirschgrütze	250	188	3,6	○○●	●○○	●○○
Kirschkompott	250	200	3,7	○○●	○●○	○●○
Kirschkonfitüre	25	69	1,4	○○●	●○○	●○○
Kirschsaft sauer	200	116	1,9	○○●	●○○	●○○
Kirschstrudel	150	326	4,3	○●○	●○○	○●○
Kirschtorte Mürbeteig	120	358	3,5	○●○	●○○	○●○
Kirschwasser	20	48		○○●	●○○	
KitKat	45	229	2,3	●○○	●○○	

Produktbezeichnung	Portion in g	kcal pro Portion	BE pro Portion	Fett-faktor	Satt-faktor	GLYX-faktor
KitKat Chunky	55	283	2,8	🔴	🔴	
Kiwi	45	27	0,4	🟢	🟢	🟡
Klare Brühe mit Eierstich	330	195	0,3	🔴	🔴	🟡
Klarer	20	37		🟢	🔴	
Knäckebrot	10	36	0,6	🟢	🟡	🟡
Knäckebrot ballaststoffreich	10	31	0,6	🟢	🟢	
Knäckebrot mit Ölsamen	10	37	0,6	🟢	🟡	🟡
Knackwurst	100	283		🔴	🔴	
Knoblauch	2	3		🟢	🟡	🟢
Knoblauch gegart	2	2		🟢	🟡	🟢
Knoblauch Grillsoße	20	24	0,4	🟢	🔴	🔴
Knoblauchbutter	20	114		🔴	🔴	
Knoblauchwurst	150	498		🔴	🔴	
Knoppers	25	132	1,1	🔴	🔴	
Knorr						
– Fix Bolognese Trockenprodukt	50	175	1,7	🟡	🔴	
– Fix Brathähnchen Trockenprodukt	32	86	1,4	🟢	🔴	
– Fix Chili con Carne Trockenprodukt	40	105	1,0	🟡	🔴	
– Fix Stroganoff Trockenprodukt	54	184	1,8	🟡	🔴	
Kochbanane	100	123	2,4	🟢	🟡	🔴
Kochbanane gegart	125	160	3,1	🟢	🟡	🔴
Kochkäse 30 % F. i. Tr.	30	50		🔴	🔴	
Kochkäse Magerstufe	30	25		🟢	🔴	
Kochmettwurst	30	87		🔴	🔴	
Kochsalami	100	321		🔴	🔴	
Kochwurst	100	328		🔴	🔴	
Kohlrabi	150	38	0,5	🟢	🟢	🟡
Kohlrabi gedünstet mit Sahne	250	233	0,9	🔴	🟡	🟢
Kohlrabi gegart	150	30	0,3	🟢	🟢	🟡
Kohlrabigemüse mit Soße	250	93	0,8	🟡	🟢	🟢
Kohlroulade Konserve	250	215	0,6	🔴	🟢	🟢
Kohlroulade mit Hackfüllung	300	240	1,6	🔴	🟡	🟡

Produktbezeichnung	Portion in g	kcal pro Portion	BE pro Portion	Fett-faktor	Satt-faktor	GLYX-faktor
Kohlrübe gegart	150	33	0,5	grün	grün	gelb
Kokosfett	20	176		rot	rot	
Kokosmakronen	25	110	0,9	rot	gelb	gelb
Kokosmilch	100	24	0,4	gelb	rot	rot
Kokosnuss	50	179	0,2	rot	grün	
Kokosnussraspeln	10	61		rot	grün	
Kölln						
– Blütenzarte Flocken	40	141	1,9	gelb	grün	
– Cakes	25	122	1,2	rot	gelb	
– Feinschmecker Müsli	40	143	2,1	gelb	grün	
– Früchte Vollkorn Müsli	40	140	2,1	gelb	grün	
– Haferfleks mit Kleie	40	142	1,8	gelb	grün	
– Haferkleie Flocken	5	16	0,2	gelb	grün	
– Instant Flocken	5	18	0,2	gelb	grün	
– Joghurt Müsli	40	158	2,0	gelb	grün	
– Knusper Müsli Apfel und Zimt	40	173	2,1	gelb	grün	
– Knusper Müsli Schoko Krokant	40	181	2,0	gelb	gelb	
– Knusperflakes Müsli Honig	40	173	2,3	gelb	gelb	
– Knusperflakes Müsli Schoko	40	166	2,2	gelb	gelb	
– Knusperflakes Müsli Selection	40	157	2,4	gelb	grün	
– Knusperflakes Müsli Zimt	40	178	2,3	gelb	gelb	
– Knusprige Haferfleks	40	154	2,5	grün	grün	
– Schoko Müsli	40	160	2,1	gelb	gelb	
– Köllns Echt Körnige	40	141	1,9	gelb	grün	
– Köllns Multikorn Flocken	40	132	2,1	grün	grün	
Kölsch	330	152	1,1	grün	rot	gelb
Kondensmilch 10 % Fett	15	26		rot	rot	
Konfekt, Schöller	7	26	0,2	rot	rot	
Konfitüre einfach	25	70	1,4	grün	rot	rot
Konfitüre extra	25	65	1,3	grün	rot	rot
Königsberger Klops m. Kapernsoße	260	361	1,3	rot	rot	gelb
Königskuchen	70	244	2,9	rot	rot	gelb

Produktbezeichnung	Portion in g	kcal pro Portion	BE pro Portion	Fett-faktor	Satt-faktor	GLYX-faktor
Königsrolle, Langnese	70	128	1,4	gelb	rot	
Kopfsalat	50	6		grün	grün	grün
Kopfsalat mit Dressing	100	110		gelb	gelb	grün
Koriander	1	3		gelb	grün	grün
Krabben	100	91		grün	rot	
Krabben Konserve netto	65	47		grün	rot	
Krabbencocktail mit Mayonnaise	150	240	0,6	rot	rot	gelb
Kräcker	25	94	1,6	grün	gelb	rot
Kraftbrühe	300	159		rot	rot	
Kraftbrühe mit Nudeln	330	208	1,1	rot	rot	gelb
Krakauer	30	90		rot	rot	
Krapfen	200	342	5,5	grün	rot	rot
Kräuterbutter	20	129		rot	rot	
Kräuteressig	15	3		grün	rot	
Kräutermischung frisch	5	2		grün	grün	
Kräuterquark 30 % F. i. Tr.	50	50	0,2	rot	rot	
Kräuterquark 40 % F. i. Tr.	50	72	0,1	rot	rot	
Kräutersalz	1	0		grün	grün	
Kräutertee	125	1		grün	rot	
Krautsalat mit Speck u. Zwiebeln	100	93	0,3	rot	grün	grün
Krautspätzle	200	272	2,9	gelb	grün	gelb
Krebssuppe	400	492	0,8	rot	rot	
Krebstiere gegart	100	93		grün	rot	
Kresse	150	57	0,2	grün	grün	
Kresse getrocknet	1	3		grün	grün	grün
Kreuzkümmel	1	4		gelb	grün	
Krokant	20	90	1,4	grün	rot	gelb
Küchenkräuter frisch	5	3		grün	grün	
Kümmel	1	4		grün	grün	
Kümmelstange	70	326	3,1	gelb	rot	gelb
Kumquat	125	85	1,5	grün	grün	gelb
Kumquatkonfitüre	25	70	1,4	grün	rot	rot

Produktbezeichnung	Portion in g	kcal pro Portion	BE pro Portion	Fett-faktor	Satt-faktor	GLYX-faktor
Kunsthonig	25	84	1,7	grün	rot	rot
Kunstspeiseeis	75	46	0,9	grün	rot	rot
Kürbis gegart	150	41	0,6	grün	grün	gelb
Kürbis Konserve netto	150	33	0,4	grün	grün	gelb
Kürbiscremesuppe	350	238	1,1	rot	gelb	grün
Kürbiskern	20	112	0,2	gelb	gelb	
Kürbiskompott	250	105	1,9	grün	gelb	rot
Kürbissuppe	350	53	0,8	grün	gelb	gelb
Kurkuma Gewürz	1	4		gelb	gelb	
L						
Labskaus Konserve	500	515	3,0	gelb	gelb	gelb
Labskaus mit Rote Bete	350	396	2,3	gelb	gelb	gelb
Lachs	150	197		grün	rot	
Lachs gegart	180	144		grün	rot	
Lachs gekocht	200	398		grün	rot	
Lachs geräuchert	75	104		grün	rot	
Lachsfilet	150	168		grün	rot	
Lachsfilet gegart	150	195		gelb	rot	
Lakritze	25	94	1,8	grün	rot	rot
Lammfilet	150	225		gelb	rot	
Lammkotelett	200	502		rot	rot	
Landjäger	150	684		rot	rot	
Landmettwurst	30	93		rot	rot	
Languste	100	102		grün	rot	
Lasagne al forno	350	525	2,2	rot	rot	gelb
Lätta Halbfettmargarine	10	38	0,0	rot	rot	
Lauchcremesuppe	350	319	1,7	rot	rot	gelb
Lauchgemüse gedünstet	250	138	0,9	gelb	grün	grün
Lauchgemüse in heller Soße	250	135	0,9	rot	grün	grün
Lauchsuppe	350	294	1,0	rot	rot	gelb
Lauchsuppe passiert	350	319	1,0	rot	rot	gelb

Produktbezeichnung	Portion in g	kcal pro Portion	BE pro Portion	Fett-faktor	Satt-faktor	GLYX-faktor
Lauchzwiebel	30	13	0,2	grün	grün	grün
Laugengebäck	50	170	2,9	grün	gelb	rot
Leberkäse	30	81		rot	rot	
Leberkäse gebraten	130	369		rot	rot	
Leberklößchen	50	70	0,3	gelb	rot	gelb
Leberknödel Konserve netto	150	237	1,3	rot	rot	gelb
Leberknödelsuppe	350	196	1,0	rot	rot	gelb
Leberpastete	30	90		rot	rot	
Leberspätzle	50	98	1,0	gelb	rot	gelb
Leberspätzle in Fleischbrühe	350	133	0,4	rot	rot	gelb
Lebertran	15	132		grün	rot	
Leberwurst einfach	30	99		rot	rot	
Leberwurst fein	30	98		rot	rot	
Leberwurst fettarm	30	81		rot	rot	
Leberwurst grob	30	97		rot	rot	
leicht und cross	6	21	0,4	grün	gelb	rot
Leinöl	12	105		grün	rot	
Leinsamen	20	74		grün	grün	grün
Leinsamen geschrotet	20	76		grün	grün	grün
Leipziger Allerlei	250	95	0,9	rot	grün	gelb
Leng gegart	180	113		grün	rot	
Lengfilet gegart	150	144		grün	rot	
Liebesperlen	25	95	1,9	grün	rot	rot
Liebstöckel frisch	5	2		grün	grün	grün
Lift Apfelsaftschorle	200	50	1,0	grün	rot	
Likörwein	50	77	0,5	grün	rot	rot
Lila Pause, Milka						
– Caramel	34	171	1,6	rot	rot	
– Erdbeer	34	189	1,5	rot	rot	
– Nuss	34	173	1,3	rot	rot	
Limabohne frisch	150	98	1,5	grün	grün	grün
Limabohne frisch gegart	150	98	1,5	grün	grün	grün

Produktbezeichnung	Portion in g	kcal pro Portion	BE pro Portion	Fett-faktor	Satt-faktor	GLYX-faktor
Limabohne getrocknet	50	155	2,4	grün	grün	grün
Limabohne getrocknet gegart	150	120	1,8	grün	grün	grün
Limabohne Konserve netto	150	81	1,2	grün	grün	grün
Limburger 20 % F. i. Tr.	30	56		rot	rot	
Limburger 45 % F. i. Tr.	30	86		rot	rot	
Limette	125	59	0,2	gelb	gelb	grün
Limettensaft	200	184	2,6	grün	rot	grün
Limonade kalorienarm	200	6		grün	rot	grün
Limonade koffeinhaltig	200	122	1,8	grün	rot	rot
Limonade mit Fruchtgeschmack	200	84	1,7	grün	rot	rot
Limonade mit Fruchtsäften	200	100	2,0	grün	rot	rot
Limonade mit Kohlensäure	200	84	1,7	grün	rot	rot
Linsen	150	464	6,2	grün	grün	grün
Linsen gegart	150	173	2,3	grün	grün	grün
Linsen gekeimt	100	119	1,6	grün	grün	grün
Linsen Konserve netto	150	116	1,5	grün	grün	grün
Linseneintopf	450	374	3,9	grün	grün	grün
Linseneintopf mit Würstchen	450	531	3,8	gelb	gelb	grün
Linsengemüse mit Speck	250	420	2,8	rot	gelb	grün
Linsensuppe	400	260	2,3	gelb	grün	grün
Linzer Torte	120	500	4,4	rot	rot	gelb
Lion	45	220	2,6	gelb	rot	
Lion Peanut	40	194	1,9	rot	rot	
Litchi	125	95	1,8	grün	gelb	gelb
Litchi Konserve netto	125	123	2,4	grün	gelb	rot
Löffelbiskuit	5	21	0,3	grün	rot	gelb
Lorbeer	1	0		gelb	grün	grün
Lotos Wurzel frisch	150	119	2,1	grün	rot	rot
Löwenzahn	150	81	1,1	grün	grün	gelb
Löwenzahn gegart	150	78	1,0	grün	grün	gelb
Löwenzahntrunk	200	36	0,5	grün	rot	rot
Luzernensprossen	12	4		grün	grün	grün

Produktbezeichnung	Portion in g	kcal pro Portion	BE pro Portion	Fett-faktor	Satt-faktor	GLYX-faktor
M						
M&M's Choko	45	216	2,5	🟡	🔴	
M&M's Minis	45	220	2,4	🟡	🔴	
M&M's Peanut	45	228	2,1	🔴	🔴	
Macadamianuss	20	135		🟢	🟢	🟢
Macadamianuss geröstet u. gesalzen	20	138		🟢	🟡	🟢
Madeirasoße	60	35	0,3	🔴	🟡	🟢
Madeirawein	50	84	0,4	🟢	🔴	🔴
Maggi	1	1		🟡	🔴	
Maggi Fix f. Spag. Bolognese trocken	50	178	2,1	🟡	🔴	
Magnum						
– Classic	86	282	2,3	🔴	🔴	
– Double	92	389	2,8	🔴	🔴	
– Mandel	86	316	2,3	🔴	🔴	
– Weiß	86	285	2,4	🔴	🔴	
Mais frisch gegart	150	134	2,0	🟢	🟢	🟡
Mais Konserve gegart	150	114	1,6	🟢	🟢	🟡
Maisfladenbrot	45	100	1,7	🟢	🔴	🔴
Maisgrieß	40	138	2,5	🟢	🟡	🔴
Maiskeimöl	12	106		🟢	🔴	
Maismehl	10	35	0,6	🟢	🔴	🔴
Maisstärke	20	70	1,4	🟢	🔴	🔴
Majoran frisch	5	2		🟢	🟢	🟢
Majoran getrocknet	1	3		🟢	🟢	🟢
Makkaroni mit Tomatensoße	250	345	3,7	🟡	🟡	🟡
Makkaroniauflauf mit Schinken	350	543	4,1	🔴	🔴	🟡
Makrele geräuchert	75	144		🟢	🔴	
Makrele Konserve in Öl netto	60	118		🟢	🔴	
Makrele paniert	150	368	1,1	🔴	🔴	🟡
Makrelenfilet gegart	150	315		🟡	🔴	
Makronen	10	45	0,4	🟡	🟡	🟡
Maltesers	2	10	0,1	🟡	🔴	

Produktbezeichnung	Portion in g	kcal pro Portion	BE pro Portion	Fett-faktor	Satt-faktor	GLYX-faktor
Malzbier	330	182	3,0	grün	rot	rot
Malzkaffee	125	3		grün	rot	
Mamba	5	18	0,3	grün	rot	
Mandarine	40	20	0,3	grün	grün	gelb
Mandarine Konserve netto	125	104	1,9	grün	gelb	rot
Mandarinensaft	200	94	1,6	grün	rot	rot
Mandel	20	114		grün	grün	grün
Mandel dragiert	25	134	0,5	gelb	grün	grün
Mandel geröstet	20	117		grün	grün	grün
Mandel geröstet und gesalzen	20	115		grün	grün	grün
Mandelgebäck Mürbeteig	50	252	2,2	rot	rot	gelb
Mandellikör	20	64	0,5	grün	rot	rot
Mandelmus gesalzen	20	117		gelb	gelb	
Mandelmus pur	20	119		gelb	gelb	
Mandelöl	12	106		grün	rot	
Mango	125	75	1,3	grün	grün	gelb
Mango gegart	125	79	1,4	grün	grün	gelb
Mango Konserve netto	125	111	2,1	grün	gelb	rot
Mangold	150	38	0,4	grün	grün	gelb
Mangold gegart	150	39	0,3	grün	grün	grün
Mangold Konserve netto	150	33	0,3	grün	grün	grün
Mangosaft	200	120	2,2	grün	rot	rot
Maoam Soft Stangen	5	20	0,3	grün	rot	
Maoam-Mini	4	18	0,3	grün	rot	
Maraschino Likör	20	64	0,5	grün	rot	rot
Margarine aus Sojaöl gehärtet	20	144		grün	rot	
Margarine halbfett	20	72		grün	rot	
Margarine pflanzlich	20	142		rot	rot	
Markklößchen	50	210	1,0	rot	rot	gelb
Markklößchen Konserve	50	205	0,9	rot	rot	gelb
Marmel. Steinobst m. Fruchtzucker	25	27	0,6	grün	rot	gelb
Marmelade	25	70	1,4	grün	rot	rot

Produktbezeichnung	Portion in g	kcal pro Portion	BE pro Portion	Fett-faktor	Satt-faktor	GLYX-faktor
Marmelade mit Süßstoff	25	17	0,4	grün	grün	grün
Marmorkuchen	70	274	2,5	rot	rot	gelb
Maronencreme süß	25	67	1,3	grün	gelb	rot
Mars	58	260	3,3	gelb	rot	
Mars Miniatures	7	32	0,4	gelb	rot	
Marseiller Fischsuppe Konserve	250	163	0,3	gelb	rot	gelb
Marshmallow	5	17	0,3	grün	rot	rot
Marzipan	15	69	0,9	grün	gelb	gelb
Marzipan Rohmasse	15	77	0,5	gelb	gelb	grün
Marzipanstollen	100	389	3,9	rot	gelb	gelb
Mascarpone	50	230	0,1	rot	rot	
Mate Tee	125	0		grün	rot	
Matjeshering gesalzen	75	212		rot	grün	
Matjeshering Hausfrauenart	250	485	0,5	rot	grün	gelb
Maulbeere	125	55	0,8	grün	grün	gelb
Maulbeere Konserve netto	125	100	1,8	grün	gelb	rot
Maultaschen schwäbisch	250	383	3,1	gelb	rot	gelb
Maxi Brezli	25	94	1,4	grün	gelb	
Mayonnaise 50 % Fett	15	72		rot	rot	
Mayonnaise 80 % Fett	15	111		rot	rot	
Mayonnaise leicht	15	55		gelb	rot	
Mayonnaise Salatdressing	15	59		rot	rot	
McChicken, McDonalds	178	459	3,6	rot	rot	
McCroissant, McDonalds	94	307	2,0	rot	rot	
McRib, McDonalds	209	477	3,7	gelb	rot	
Meeresfrüchtecocktail	150	194	0,3	gelb	rot	gelb
Meerrettich	10	6		grün	grün	grün
Meerrettich gegart	10	5		grün	grün	grün
Meerrettich Sahnesoße	60	83	0,4	rot	grün	grün
Meerrettichsoße Konserve	60	62	0,5	rot	rot	gelb
Meersalz	1	0		grün	rot	
Mehlkloß mit Backobst	250	410	5,5	gelb	gelb	gelb

Produktbezeichnung	Portion in g	kcal pro Portion	BE pro Portion	Fett-faktor	Satt-faktor	GLYX-faktor
Mehlklöße	200	280	4,0	🟡	🔴	🟡
Mehlschwitze hell Trockenprodukt	10	57	0,4	🔴	🔴	
Mehrfruchtnektar mit Süßstoff	200	62	1,0	🟢	🔴	🔴
Mehrkornbrot	45	99	1,7	🟢	🟡	🔴
Melassesirup dunkel	25	70	1,4	🟢	🔴	🔴
Melisse	1	3		🟡	🟢	🟢
merci Crocant	4	22	0,2	🔴	🔴	
merci Vielfalt	13	69	0,5	🔴	🔴	
Mettwurst gekocht	30	101		🔴	🔴	
Mettwurst grob	30	93		🔴	🔴	
Mettwurst schnittfest	30	110		🔴	🔴	
Mettwurst streichfähig	30	109		🔴	🔴	
Mezzo Mix Orange	200	86	1,8	🟢	🔴	
Miesmuschel gegart	100	69	0,3	🟢	🔴	🟡
Miesmuschel Konserve in Öl netto	60	79	0,2	🟡	🔴	
Miesmuschel Konserve netto	65	43	0,2	🟢	🔴	
Milch 1,5 % Fett	200	96	0,8	🔴	🔴	🟡
Milch 3,5 % Fett	200	128	0,8	🔴	🔴	🟡
Milchreis mit Früchten	250	338	5,4	🟡	🔴	🔴
Milchreis mit Zucker und Zimt	250	325	4,3	🟡	🔴	🟡
Milchschnitte	28	117	0,8	🔴	🔴	
Milchshake Erdbeer, McDonalds	240	290	3,8	🟡	🔴	
Milchshake Schoko, McDonalds	240	302	4,0	🟡	🔴	
Milchshake Vanille, McDonalds	240	293	3,9	🟡	🔴	
Milchspeiseeis	75	64	0,8	🔴	🔴	🟡
Milchsuppe	320	291	2,9	🔴	🔴	🟡
Milchzucker	5	20	0,4	🟢	🔴	🟡
Milky Way	25	113	1,5	🟡	🔴	
Milky Way Brotaufstrich	25	135	1,2	🔴	🔴	
Milky Way Miniatures	5	23	0,3	🟡	🔴	
Mineralwasser mit Kohlensäure	200	0		🟢	🔴	
Mineralwasser still	200	0		🟢	🔴	

Produktbezeichnung	Portion in g	kcal pro Portion	BE pro Portion	Fett-faktor	Satt-faktor	GLYX-faktor
Minestrone	400	304	2,5	🟡	🟢	🟡
Mini Milk Erdbeer, Langnese	23	35	0,4	🟡	🔴	
Mini Milk Vanille, Langnese	23	33	0,4	🟡	🔴	
Mirabelle	125	80	1,5	🟢	🟡	🟡
Mirabelle gegart	125	84	1,5	🟢	🟡	🟡
Mirabelle Konserve netto	125	114	2,2	🟢	🟡	🔴
Mirabellekonfitüre	25	70	1,4	🟢	🔴	🔴
Mirabellensaft	200	128	2,4	🟢	🔴	🔴
Miracoli Spaghettigericht	250	325	4,4	🟡	🔴	
Mischgemüse gedünstet	250	133	1,4	🟡	🟢	🟡
Mischgemüse in Rahmsoße	250	168	1,3	🔴	🟢	🟢
Miso	20	23		🟡	🟢	
Mispel	25	12	0,2	🟢	🟢	🟢
Mister Long, Langnese	93	78	1,6	🟢	🔴	
Mohn	10	47		🟡	🟢	
Mohn geschrotet	10	48		🟡	🟢	
Mohnhörnchen	50	166	2,0	🟡	🟡	🟡
Mohnstollen	100	321	3,1	🟡	🟡	🟡
Möhre	150	32	0,5	🟢	🟢	🟢
Möhre gegart	150	32	0,5	🟢	🟢	🟢
Möhre Konserve netto	150	32	0,5	🟢	🟢	🟢
Mohrenkopf	20	87	1,2	🟡	🔴	
Möhrenrohkost mit Öl	130	69	0,5	🟡	🟢	🟢
Möhrentrunk	200	44	0,7	🟢	🟡	🟢
Mokkacreme	200	380	2,9	🔴	🔴	🟡
Mokkasahnetorte	100	306	2,3	🔴	🔴	🟡
Mokkaspeise	250	335	4,7	🟡	🔴	🟡
Molke	200	50	0,8	🟢	🔴	🟡
Mon cheri	11	53	0,5	🟡	🔴	
Moosbeere	125	45	0,4	🟢	🟢	🟢
Morchel frisch	100	11		🟡	🟢	🟢
Morchel getrocknet	25	25		🟡	🟢	🟢

Produktbezeichnung	Portion in g	kcal pro Portion	BE pro Portion	Fett-faktor	Satt-faktor	GLYX-faktor
Morchel Konserve netto	100	11		○●○	○○●	○○●
Mortadella fettarm	30	52		●○○	●○○	
Most Apfelwein	130	56		○○●	●○○	
Mousse au chocolat	200	414	3,2	●○○	●○○	○●○
Mousse au Chocolat Premium-Mousse	100	180	1,7	●○○	●○○	
Mövenpick						
– Birne Helene	100	209	2,3	○●○	●○○	
– Blutorange Eis	70	124	1,7	○●○	●○○	
– Caramelita Cream	100	237	2,7	○●○	●○○	
– Cassis Vanilla	100	188	2,4	○●○	●○○	
– Chocolat Chips	100	243	2,4	●○○	●○○	
– Cioccolata Stracciatella	100	303	2,2	●○○	●○○	
– Citronen Sorbet	100	123	2,4	○○●	●○○	
– Coffee Cream	100	233	2,1	●○○	●○○	
– Creme Vanilla	100	246	1,7	●○○	●○○	
– Gebrannte Mandel	100	251	2,2	●○○	●○○	
– La Crema Caramelita	85	312	1,8	●○○	●○○	
– La Crema Chocolat Chips	86	337	1,8	●○○	●○○	
– Mango Creme Fraiche	100	160	2,0	○●○	●○○	
– Maple Walnuts	100	274	2,2	●○○	●○○	
Mozzarella	125	319		●○○	●○○	
Muffins	60	130	1,9	○○●	●○○	●○○
Muffins mit Heidelbeeren	60	169	2,0	○●○	●○○	○●○
Muffins mit Schokolade	60	172	1,9	○●○	○○●	○●○
Müller						
– Diät Buttermilch Erdbeer	200	70	0,8	○○●	●○○	
– Diät Buttermilch Multivitamin	200	84	1,1	○○●	●○○	
– Grießbrei Pur	200	274	2,5	●○○	●○○	
– Grießbrei Schoko	200	270	2,7	○●○	●○○	
– Grießbrei Zimt	200	276	2,9	○●○	●○○	
– Knusper Joghurt	175	240	2,1	○●○	●○○	
– Milchreis	200	220	3,0	○●○	●○○	

Produktbezeichnung	Portion in g	kcal pro Portion	BE pro Portion	Fett-faktor	Satt-faktor	GLYX-faktor
– Milchreis Caramel	200	220	3,2	🟡	🔴	
– Milchreis Diät	200	174	2,1	🟡	🟡	
– Milchreis Diät Himbeer	200	170	2,2	🟡	🟡	
– Milchreis Himbeer	200	222	3,3	🟡	🔴	
– Milchreis Kirsch	200	228	3,5	🟡	🔴	
– Milchreis Leicht Apfel-Zimt	200	138	2,0	🟢	🟡	
– Milchreis Leicht Erdbeer	200	146	2,1	🟢	🟡	
– Milchreis Leicht Himbeer	200	224	2,1	🟢	🟡	
– Milchreis Leicht Schoko	200	146	2,0	🟢	🟡	
– Milchreis Schoko	200	224	3,2	🟡	🔴	
– Milchreis Vanille	200	214	3,0	🟡	🔴	
– Milchreis Zimt	200	222	3,2	🟡	🔴	
– Müllermilch Banane	200	146	2,0	🟢	🔴	
– Müllermilch Erdbeer	200	150	2,0	🟢	🔴	
– Müllermilch Leicht u. Fit Himbeer	200	104	1,1	🟡	🔴	
– Müllermilch Schoko	200	154	2,0	🟡	🔴	
Multivitaminnektar m. Süßstoff	200	64	1,0	🟢	🔴	🔴
Mungobohne	150	410	5,2	🟢	🟢	🟡
Mungobohnensprossen	100	24		🟢	🟢	🟢
Münster 45 % F. i. Tr.	30	88		🔴	🔴	
Mürbeteig	100	479	4,4	🔴	🔴	🟡
Musaka	300	417	1,5	🔴	🔴	🟡
Muscheln im Weißweinsud	200	118	0,6	🟢	🔴	🟡
Muscheln in Tomatensoße	200	234	0,6	🔴	🔴	🟡
Muskatnuss	1	5		🔴	🔴	
Müsli	40	140	2,0	🟢	🟢	🟡
Müsli mit Milch, Zucker u. Obst	150	189	2,9	🟢	🟡	🟡
Müslikeks Vollkorn	20	88	0,8	🟡	🟡	🟡
Müsliriegel	25	94	0,9	🟡	🟡	🟡

Produktbezeichnung	Portion in g	kcal pro Portion	BE pro Portion	Fett-faktor	Satt-faktor	GLYX-faktor
N						
Nährhefe	5	4		grün	grün	
Napfkuchen Hefeteig	100	349	3,5	gelb	rot	gelb
Nasi Goreng	550	803	7,8	rot	rot	gelb
Natrium Glutamat	1	2		grün	rot	
Nektarine	115	66	1,2	grün	grün	gelb
Nektarine gegart	115	68	1,2	grün	grün	gelb
Nektarine Konserve netto	125	108	2,1	grün	grün	gelb
Nektarinenkonfitüre	25	69	1,4	grün	rot	rot
Nektarinennektar	200	134	2,6	grün	rot	rot
Nescafe Cappuccissimo cremig zart	120	49	0,6	gelb	rot	
Nescafe frappe Eiskaffee mit Milch	200	186	1,9	gelb	rot	
Nesquik mit Milch 3,5 % Fett	200	205	2,1	gelb	rot	
Nestea Eistee Zitrone	200	78	1,7	grün	rot	
nimm 2	6	23	0,5	grün	rot	
nimm 2 Lachgummi	25	81	1,5	grün	grün	
Nizza-Salat mit Thunfisch	200	180	0,7	gelb	gelb	grün
Nogger Original, Langnese	78	225	1,5	rot	rot	
Nougat	25	119	1,4	gelb	rot	gelb
Nougatcreme	25	104	1,5	rot	gelb	gelb
Nucki Erdbeer, Schöller	74	189	2,2	gelb	rot	
Nucki Nuss, Schöller	73	257	2,2	rot	rot	
Nudelauflauf mit Käse	350	665	3,5	rot	rot	gelb
Nudelauflauf mit Schinken	350	536	5,8	rot	rot	gelb
Nudeleintopf mit Huhn u. Gemüse	400	384	2,3	rot	rot	gelb
Nudeln gegart eifrei	125	188	3,2	grün	gelb	rot
Nudeln gegart mit Ei	125	158	2,5	grün	gelb	rot
Nudeln selbstgemacht	200	276	3,8	grün	rot	gelb
Nudeln selbstgemacht mit Ei	200	308	3,8	gelb	rot	gelb
Nudelsuppe	330	145	1,3	gelb	rot	gelb
Nürnberger Lebkuchen	40	160	2,1	grün	rot	gelb
Nuss Nougat Creme	25	130	1,2	rot	rot	gelb

Produktbezeichnung	Portion in g	kcal pro Portion	BE pro Portion	Fett-faktor	Satt-faktor	GLYX-faktor
Nüsse	20	112		grün	gelb	grün
Nussecken Mürbeteig	50	270	2,0	rot	rot	gelb
Nusskuchen	50	228	1,4	rot	rot	gelb
Nusskuchen Fertigmischung	60	311	2,5	gelb	rot	gelb
Nussmus	20	130	0,2	gelb	rot	
Nussplätzchen	50	233	2,0	rot	rot	gelb
Nusspudding	250	895	5,0	gelb	rot	gelb
Nusssahnetorte	120	415	2,7	rot	rot	gelb
Nutella	25	129	1,1	rot	rot	
Nuts	55	260	3,0	gelb	rot	
O						
Obstessig	15	3		grün	rot	
Obstkuchen aus Rührmasse	150	321	3,5	rot	rot	gelb
Obstkuchen Fertigmischung trock.	60	311	2,5	gelb	rot	gelb
Obstkuchen Hefeteig	150	216	3,1	gelb	gelb	gelb
Obstmischung getrocknet	25	72	1,4	grün	grün	gelb
Obstmischung Konfitüre	25	69	1,4	grün	rot	rot
Obstmischung Konserve netto	125	134	2,7	grün	rot	rot
Obstmischung TK	125	111	2,1	grün	grün	gelb
Obstsalat	150	131	2,4	grün	grün	gelb
Obsttörtchen Mürbeteig	100	198	2,0	rot	rot	gelb
Obsttorte Mürbeteig	120	238	2,5	rot	rot	gelb
Obstwein	130	86	0,8	grün	rot	gelb
Ochsenschwanzsuppe gebunden	350	133	0,4	rot	rot	gelb
Ochsenschwanzsuppe klar	350	126	0,2	rot	gelb	
Ochsenschwanzsuppe klar Trockenpr.	50	63		rot	rot	
Okra	150	30	0,3	grün	grün	grün
Okra gegart	150	30	0,3	grün	grün	grün
Okra Konserve gegart	150	26	0,2	grün	grün	grün
Olive grün	20	26		grün	grün	grün
Olive grün gesäuert	20	29		grün	gelb	grün

Produktbezeichnung	Portion in g	kcal pro Portion	BE pro Portion	Fettfaktor	Sattfaktor	GLYX-faktor
Olive schwarz	20	69		grün	gelb	grün
Olive schwarz gesäuert	20	71		grün	gelb	grün
Olivenöl	12	106		grün	rot	
Omelett	140	273		rot	rot	
Omelett mit Champignons	200	322	0,3	rot	rot	gelb
Onion Rings 8 Stück, Burger King	104	306	2,4	rot	rot	
Orange	150	71	1,1	grün	grün	gelb
Orangeat	5	15	0,3	grün	rot	rot
Orangencreme	150	155	2,4	grün	rot	rot
Orangenkonfitüre	25	68	1,4	grün	rot	rot
Orangenlimonade	200	58	1,2	grün	rot	rot
Orangennektar	200	126	2,4	grün	rot	rot
Orangennektar mit Süßstoff	200	44	0,7	grün	rot	rot
Oregano frisch	5	3		gelb	grün	grün
Oregano getrocknet	1	3		grün	grün	grün
Ovomaltine	4	15	0,3	grün	gelb	rot
P						
Paella	550	946	5,9	gelb	rot	gelb
Paella TK	300	235	2,3	gelb	gelb	
Palatschinken	150	347	4,1	rot	rot	gelb
Palmenherz	150	54	0,8	grün	grün	grün
Palmenherz frisch gegart	150	47	0,6	grün	grün	grün
Palmöl	20	174		rot	rot	
Pamesello 35 % F. i. Tr.	30	134	0,0	rot	rot	
Pampelmuse	125	58	1,0	grün	gelb	gelb
Pampelmusensaft	200	86	1,5	grün	rot	rot
Paniermehl	8	29	0,5	grün	gelb	rot
Papaya	80	10		grün	grün	grün
Papaya gegart	125	18	0,3	grün	grün	gelb
Papaya getrocknet	25	47	0,7	grün	grün	gelb
Papaya Konserve netto	125	75	1,5	grün	grün	rot

Produktbezeichnung	Portion in g	kcal pro Portion	BE pro Portion	Fett-faktor	Satt-faktor	GLYX-faktor
Papayanektar	200	90	1,8	○○●	●○○	●○○
Paprika Gewürz	1	3		○●○	○○●	○○●
Paprikahuhn mit Soße	250	413	0,3	●○○	●○○	○●○
Paprikaschote	150	30	0,4	○○●	○○●	○○●
Paprikaschote gefüllt mit Hack	300	231	1,7	○●○	○●○	○○●
Paprikaschote Konserve netto	150	26	0,3	○○●	○○●	○○●
Paranuss	20	132		○○●	○●○	
Parmesan 45 % F. i. Tr.	30	132		●○○	●○○	
Passionsfrucht	125	100	1,4	○○●	○●○	○●○
Passionsfrucht Konserve netto	125	133	2,1	○○●	○●○	○●○
Passionsfruchtnektar	200	120	2,2	○○●	●○○	●○○
Pastinake gegart	150	26	0,2	○○●	○○●	○○●
Pecannuss	20	138		○○●	○●○	○○●
Pecannuss geröstet	20	143	0,2	○○●	●○○	○○●
Perlzwiebel frisch	15	11	0,2	○○●	○○●	○○●
Perlzwiebel gesäuert	50	19	0,3	○○●	○○●	○○●
Perlzwiebel Konserve netto	50	31	0,6	○○●	○○●	○○●
Persipan	15	69	1,0	○○●	●○○	○●○
Pesto	25	143	0,0	●○○	●○○	
Petersilie frisch	5	3		○○●	○○●	○○●
Petersilie getrocknet	1	3		○○●	○○●	○○●
Pfälzer Saumagen	30	47	0,2	○●○	●○○	
Pfannkuchen	250	428	4,7	○●○	●○○	○●○
Pfannkuchen mit Konfitüre	250	455	3,8	●○○	●○○	○●○
Pfeffer schwarz	1	3		○○●	○○●	
Pfeffer weiß	1	3		○○●	○●○	
Pfefferkuchen	50	190	2,8	○○●	○●○	○●○
Pfefferminze, getrocknet	1	0		○○●	○○●	○○●
Pfefferminztee	125	1		○○●	●○○	
Pfefferschote getrocknet	2	5		○○●	○○●	○○●
Pfefferschote Konserve netto	50	16	0,2	○○●	○○●	○○●
Pfeffersteak mit Soße	250	373		●○○	●○○	

Produktbezeichnung	Portion in g	kcal pro Portion	BE pro Portion	Fett-faktor	Satt-faktor	GLYX-faktor
Pfifferling	100	11		🟡	🟢	🟢
Pfifferling gedünstet	200	118	0,8	🟡	🟢	🟢
Pfifferling getrocknet	25	30		🟡	🟢	🟢
Pfifferling Konserve netto	100	11		🟡	🟢	🟢
Pfirsich	115	47	0,9	🟢	🟢	🟡
Pfirsich Konserve netto	125	95	1,9	🟢	🟢	🟡
Pfirsichkompott	250	135	2,6	🟢	🟢	🟡
Pfirsichkonfitüre	25	68	1,4	🟢	🔴	🔴
Pfirsichsaft	200	86	1,6	🟢	🔴	🔴
Pflaume	125	59	1,1	🟢	🟢	🟡
Pflaume getrocknet	25	65	1,2	🟢	🟢	🟡
Pflaumen Konserve netto	125	101	1,9	🟢	🟡	🔴
Pflaumenmus	25	49	1,0	🟢	🟡	🔴
Pflaumensaft	200	98	1,8	🟢	🔴	🔴
Pflaumenstreuselkuchen Fertigmisch.	150	318	2,6	🔴	🔴	🟡
Pichelsteiner	450	279	2,8	🟡	🟢	🟡
Pichelsteiner Konserve	150	111	0,3	🔴	🟡	🟡
Pickles süß-sauer	50	18	0,3	🟢	🟢	🟡
Pilaw Reis	250	605	6,8	🔴	🔴	🟡
Pilsbier hell	330	139	0,9	🟢	🔴	🟡
Pilze chinesisch getrocknet	25	59	1,4	🟢	🟢	🟢
Pilzsoße dunkel	60	35	0,3	🔴	🟡	🟢
Pilzsoße hell	60	47	0,3	🔴	🔴	🟡
Pilzsuppe	320	118	0,7	🔴	🟢	🟢
Piment	1	3		🟡	🟢	
Pimpinelle frisch	5	2		🟢	🟢	🟢
Pinienkern	20	115		🟢	🟡	🟢
Pistazie	20	115	0,2	🟢	🟡	
Pistazie geröstet	20	125	0,3	🟢	🔴	🟢
Pistazie geröstet und gesalzen	20	123	0,3	🟢	🔴	🟢
Pizza al formaggio	250	710	5,7	🔴	🔴	🟡
Pizza ai funghi	250	520	5,5	🟡	🟡	🟡

Produktbezeichnung	Portion in g	kcal pro Portion	BE pro Portion	Fett-faktor	Satt-faktor	GLYX-faktor
Pizza Culinaria, Dr. Oetker						
– American Style	380	885	7,3	🟡	🔴	
– Chinese Style	410	845	8,7	🟡	🔴	
– Greek Style	340	843	7,1	🔴	🔴	
– Indian Style	415	896	8,4	🟡	🔴	
– Mexican Style	375	859	8,5	🟡	🔴	
Pizza margherita	250	645	9,2	🟢	🟡	🟡
Pizza napolitana	250	618	5,6	🟡	🔴	🟡
Pizza quattro stagioni	250	540	7,1	🟡	🟡	🟡
Pizza salami	250	660	5,5	🟡	🔴	🟡
Plätzchen Mürbeteig	50	245	2,4	🔴	🔴	🟡
Plätzchen Rührteig	50	158	2,2	🟡	🔴	🟡
Plockwurst	30	130		🔴	🔴	
Plumpudding	250	660	6,7	🟡	🔴	🟡
Pocket Coffee	13	51	0,6	🟡	🔴	
Pökelfleisch	30	41		🔴	🔴	
Polenta	250	348	2,2	🔴	🔴	🟡
PomBär						
– Cheese	25	129	1,3	🔴	🔴	
– Ketchup	25	128	1,3	🔴	🔴	
– Original	25	132	1,3	🔴	🔴	
– Paprika	25	126	1,2	🔴	🔴	
Pommes frites	150	186	2,1	🟢	🟡	🟡
Pommes frites aus dem Backofen	150	381	4,7	🟡	🔴	
Pommes frites fein	150	561	5,2	🔴	🔴	
Pommes frites mit Ketchup	150	159	1,9	🟡	🟡	🟡
Pommes frites mit Mayonnaise	150	278	1,6	🟡	🔴	🟡
Pommes frites mittel, McDonalds	100	306	3,2	🔴	🔴	
Popcorn süß	12	58	0,7	🟡	🟡	
Porree	150	39	0,4	🟢	🟢	🟢
Porree gegart	150	35	0,3	🟢	🟢	🟢
Portwein	50	77	0,5	🟢	🔴	🟢

Produktbezeichnung	Portion in g	kcal pro Portion	BE pro Portion	Fett-faktor	Satt-faktor	GLYX-faktor
Pottasche	1	2		○○●	●○○	
Poularde	150	360		●○○	●○○	
Pralinen gefüllt alkoholfrei flüssig	12	49	0,8	○●○	●○○	●○○
Pralinen gefüllt mit Alkohol	12	46	0,7	○●○	●○○	●○○
Pralinen m. Nüssen	12	55	0,7	○●○	●○○	○●○
Pralinen m. Trüffel	12	62	0,5	●○○	○●○	○●○
Preiselbeere	125	49	0,7	○○●	○○●	○●○
Preiselbeere gegart	125	51	0,8	○○●	○○●	○●○
Preiselbeere Konserve netto	125	95	1,7	○○●	○○●	○●○
Preiselbeerkompott	250	308	6,0	○○●	○●○	●○○
Pringles						
– Barbecue	25	143	1,1	●○○	●○○	
– Cheese and Onion	25	140	1,0	●○○	●○○	
– Original	25	139	1,0	●○○	●○○	
– Paprika	25	134	1,0	●○○	●○○	
– Sour Cream and Onion	25	138	1,0	●○○	●○○	
Printen	20	93	1,0	○●○	○●○	○●○
Prinzregententorte	100	386	2,9	●○○	●○○	○●○
ProCult Drink Kirsch 0,1% Fett	200	74	0,9	○○●	●○○	
ProCult Drink Pfirsich 0,1% Fett	200	76	0,9	○○●	●○○	
ProCult Joghurt mit Kräutern	150	147	1,7	○●○	●○○	
Provolone 45 % F. i. Tr.	30	102		●○○	●○○	
Puffreis	50	195	3,5	○○●	●○○	●○○
Puffreis mit Zucker und Honig	50	192	3,5	○○●	●○○	●○○
Pumpernickel	40	75	1,3	○○●	○○●	○●○
Punica						
– Fruchtig Rot	200	30	0,6	○○●	●○○	
– Melon Tropic	200	28	0,5	○○●	●○○	
– Orangen-Nektar	200	90	1,8	○○●	●○○	
– Tea and Fruit Pfirsich	200	30	0,6	○○●	●○○	
Pute gegart	150	321		●○○	●○○	
Pute mit Haut gegart	150	380		●○○	●○○	

Putenbrust

Produktbezeichnung	Portion in g	kcal pro Portion	BE pro Portion	Fett-faktor	Satt-faktor	GLYX-faktor
Putenbrust	150	161		🟢	🔴	
Putenbrust gebr. m. Gemüsesoße	250	170	0,6	🟡	🟡	🟡
Putenragout	350	483	0,8	🔴	🔴	🟡
Putenschenkel gegart	150	284		🔴	🔴	
Q						
Quark 20 % F. i. Tr.	30	30		🔴	🔴	
Quark Magerstufe	30	23		🟢	🔴	
Quark mit Früchten 40 % F. i. Tr.	100	129	1,4	🔴	🔴	🟡
Quark mit Früchten Magerstufe	100	103	1,5	🟢	🔴	🔴
Quark mit Kräutern 30 % F. i. Tr.	50	50	0,2	🔴	🔴	
Quark mit Kräutern 40 % F. i. Tr.	50	72	0,1	🔴	🔴	
Quarkklöße	150	354	3,6	🔴	🔴	🟡
Quarkspeise mit Erdbeeren	250	250	3,1	🟢	🔴	🔴
Quarkstrudel	150	336	3,5	🟡	🔴	🟡
Quarktasche	50	126	1,7	🟢	🔴	🟡
Quiche Lorraine	250	725	3,3	🔴	🔴	🟡
Quitte	125	49	0,8	🟢	🟢	🟡
Quitte gegart	125	51	0,8	🟢	🟢	🟡
Quittenkompott	250	95	1,7	🟢	🟢	🟡
Quittenkonfitüre	25	68	1,4	🟢	🔴	🔴
R						
Radicchio	50	7		🟢	🟢	🟢
Radieschen	100	15	0,2	🟢	🟢	🟢
Raffaello	10	60	0,3	🔴	🔴	
Ragout fin	180	268	0,3	🔴	🔴	🟡
Ragout fin Konserve	150	200	0,2	🔴	🔴	
Rahmbratensoße aus Trockenprodukt	60	53	0,3	🔴	🔴	
Rahmsoße Salatsoße	60	76	0,4	🔴	🔴	🟡
Rahmspinat	150	119		🔴	🟢	🟢
Rahmwirsingkohl mit Soße	250	180	0,6	🔴	🟢	🟢

Produktbezeichnung	Portion in g	kcal pro Portion	BE pro Portion	Fett-faktor	Satt-faktor	GLYX-faktor
Rama	10	72	0,0	●○○	●○○	
Rapsöl	12	105		○○●	●○○	
Raquelette 50 % F. i. Tr.	30	103		●○○	●○○	
Ratatouille	350	119	0,8	○●○	○○●	○○●
Rauchfleisch	30	39		●○○	●○○	
Ravioli mit Gemüse	250	343	2,7	●○○	○○●	○○●
Ravioli mit Gemüsekäsefüllung	200	434	2,9	●○○	●○○	○●○
Ravioli mit Tomatensoße	250	218	2,6	○●○	○●○	
Rebhuhn	150	333		○●○	●○○	
Red Bull	250	113	2,4	○○●	●○○	
Regenbogenforelle	150	170		○●○	●○○	
Regenbogenforelle geräuchert	75	90		○●○	●○○	
Rehkeule mit Preiselbeersoße	350	620	1,8	●○○	●○○	○●○
Rehpfeffer	400	788	1,6	●○○	●○○	○●○
Rehrücken	100	427	3,8	●○○	●○○	○●○
Rehrücken mit Soße und Birne	300	546	3,4	○●○	●○○	○●○
Reibekuchen	200	290	2,6	○●○	○●○	○●○
Reineclaude	125	79	1,4	○○●	○○●	○●○
Reineclaude gegart	125	83	1,5	○○●	○○●	○●○
Reineclaude Konserve netto	125	114	2,1	○○●	○○●	○●○
Reineclaudenkonfitüre	25	70	1,4	○○●	●○○	●○○
Reis geschält	60	209	3,9	○○●	●○○	●○○
Reis geschält gegart	180	167	3,1	○○●	●○○	●○○
Reis parboiled	60	211	3,9	○○●	●○○	●○○
Reis parboiled gegart	180	194	3,6	○○●	●○○	●○○
Reis ungeschält	60	209	3,7	○○●	●○○	○●○
Reis ungeschält gegart	180	202	3,5	○○●	●○○	○●○
Reisbrei	250	310	3,6	●○○	●○○	○●○
Reiscrispies	50	189	3,5	○○●	●○○	●○○
Reisfleisch	550	682	7,3	○●○	●○○	○●○
Reismehl	10	35	0,6	○○●	●○○	●○○
Reissalat m. Thunfisch u. Tomaten	200	208	2,0	○●○	●○○	○●○

Produktbezeichnung	Portion in g	kcal pro Portion	BE pro Portion	Fett-faktor	Satt-faktor	GLYX-faktor
Reissalat mit Mayonnaise	170	179	1,8	gelb	gelb	gelb
Remoulade 65 % Fett	15	96	0,2	rot	rot	
Remouladensoße	60	383		gelb	rot	
Rettich	150	21	0,2	grün	grün	grün
Rettich gegart	150	17	0,2	grün	grün	grün
Rettich Trunk	200	10		grün	gelb	grün
Rhabarber gegart	150	21	0,2	grün	grün	grün
Rhabarberkompott	250	235	4,6	grün	gelb	gelb
Rhabarberkuchen mit Baiser	120	217	2,0	rot	gelb	gelb
Rhabarbersaft	200	92	1,6	grün	rot	grün
Rheinische Bratwurst	150	408		rot	rot	
Ricotta 45 % F. i. Tr.	30	49		rot	rot	
Riesengarnelen gegrillt	300	426	0,4	grün	rot	
Riesenscampi gegrillt	300	444	0,3	grün	rot	
Rinderbierschinken	30	58		rot	rot	
Rinderbraten gegart	125	196		gelb	rot	
Rinderbraten mit Soße	350	515	0,4	rot	rot	gelb
Rinderfilet gegart	125	190		gelb	rot	
Rinderfilet mit Soße	200	196	0,2	rot	rot	
Rindergulasch Konserve	150	188	0,3	rot	rot	gelb
Rindergulasch mf. gegart	150	270		rot	rot	gelb
Rindergulasch ungarisch	400	464	0,9	rot	rot	gelb
Rinderkotelett ma. gegart	150	242		gelb	rot	
Rinderkotelett mf. gegart	150	275		rot	rot	
Rinderleber gegart	125	184	0,7	gelb	rot	gelb
Rinderlende gegart	125	190		gelb	rot	
Rindernacken Kamm ma. gegart	150	261		rot	rot	
Rindernacken Kamm mf. gegart	150	275		rot	rot	
Rinderroulade ma. gegart	150	227		gelb	rot	
Rinderroulade mf. gegart	150	261		rot	rot	
Rinderrücken Roastbeef	125	163		gelb	rot	gelb
Rinderschmorbraten mit Soße	350	378	0,6	rot	rot	gelb

Produktbezeichnung	Portion in g	kcal pro Portion	BE pro Portion	Fett-faktor	Satt-faktor	GLYX-faktor
Rinderschulter Bug ma. gegart	125	196		🟡	🔴	🟡
Rindersteak ma. gegart	150	242		🟡	🔴	
Rindersteak mf. gegart	150	263		🟡	🔴	
Rinderzunge gegart	125	235	0,5	🔴	🔴	🟡
Rindfleisch gegart	150	270		🔴	🔴	
Rindfleisch Konserve	150	225		🔴	🔴	
Rindfleischsuppe Brühwürfel	5	7		🟡	🔴	
Rippchen gekocht	250	415	0,2	🔴	🔴	
Risi Pisi Erbsenreis	250	228	3,6	🟢	🟡	🔴
Ristorante Pizza, Dr. Oetker						
– Calzone Speciale	290	757	5,3	🔴	🔴	
– Funghi	365	865	6,8	🔴	🔴	
– Hawaii	350	770	7,4	🟡	🔴	
– Mozzarella	325	897	6,6	🔴	🔴	
– Pasta	410	898	9,1	🟡	🔴	
– Pollo	355	767	6,9	🟡	🔴	
– Pomodori	345	745	6,8	🟡	🔴	
– Prosciutto	330	752	6,8	🟡	🔴	
– Quattro Formaggi	340	918	6,8	🔴	🔴	
– Quattro Stagioni	370	855	6,8	🔴	🔴	
– Salame	310	884	6,8	🔴	🔴	
– Speciale	330	842	6,7	🔴	🔴	
– Spinaci	390	870	7,0	🔴	🟡	
– Tonno	355	973	7,2	🔴	🔴	
– Vegetale	385	793	7,4	🟡	🟡	
Roastbeef englisch	250	518		🔴	🔴	
Rocher	13	70	0,4	🔴	🔴	
Roggen Vollkorn	40	118	2,0	🟢	🟢	🟡
Roggen Vollkorn gegart	180	169	2,8	🟢	🟢	🟡
Roggenbrötchen	60	134	2,3	🟢	🟢	🟡
Roggenmehl Typ 1150	10	32	0,6	🟢	🟢	🟡
Roggenmischb. m. Sonnenbl.-kernen	45	102	1,6	🟢	🟡	🟡

Produktbezeichnung	Portion in g	kcal pro Portion	BE pro Portion	Fett-faktor	Satt-faktor	GLYX-faktor
Roggenmischbrot	45	95	1,7	grün	gelb	rot
Roggenvollkornbrot	50	94	1,6	grün	grün	gelb
Roggenvollkornschrotbrot	50	93	1,6	grün	grün	gelb
Rohkostsalat mit Dressing	150	35	0,3	rot	grün	grün
Rohkostsalat mit Joghurt	150	33	0,3	gelb	grün	grün
Rohkostsalat mit Öl	150	47	0,3	gelb	grün	grün
Rohrnudeln	150	699	3,0	rot	rot	gelb
Rollmops	80	107		grün	rot	
Rolo Toffee	5	25	0,3	gelb	rot	
Romadur 45 % F. i. Tr.	30	88		rot	rot	
Romanosalat	50	8		grün	grün	grün
Roquefort	30	108		rot	rot	
Roquefortsalatdressing Fertigpr.	60	249		rot	rot	
Rosenkohl	150	54	0,4	grün	grün	grün
Rosenkohl gedünstet	250	163	0,7	rot	grün	grün
Rosenkohl gegart	150	42	0,3	grün	grün	grün
Rosenpaprika	1	3		gelb	grün	
Rosinen	25	75	1,4	grün	gelb	gelb
Rosinenbrot	30	72	1,2	grün	gelb	rot
Rosinenbrötchen	45	114	2,0	grün	gelb	rot
Rosmarin frisch	5	3		gelb	grün	grün
Rosmarin getrocknet	1	3		gelb	grün	grün
Rostbratwurst	150	494		rot	rot	
Rösti	250	313	2,6	rot	gelb	gelb
Rotbarsch gegart	180	101		gelb	rot	
Rotbarsch geräuchert	75	86		gelb	rot	
Rotbarsch paniert	200	360	1,2	gelb	rot	gelb
Rotbarschfilet	150	161		gelb	rot	gelb
Rotbarschfilet gegart	150	188		gelb	rot	gelb
Rote Bete	150	63	1,0	grün	grün	grün
Rote Bete gedünstet	250	148	1,6	gelb	grün	grün
Rote Bete gegart	150	48	0,8	grün	grün	grün

Produktbezeichnung	Portion in g	kcal pro Portion	BE pro Portion	Fett-faktor	Satt-faktor	GLYX-faktor
Rote Bete Konserve netto	150	51	0,8	🟢	🟢	🟢
Rote Betesaft	200	28	0,5	🟢	🔴	🟢
Rote Grütze aus Fruchtsaft	250	248	4,9	🟢	🔴	🟡
Rotkappe frisch	100	14		🟡	🟢	
Rotkohl gegart	150	27	0,3	🟢	🟢	🟢
Rotkohl gesäuert	50	6		🟢	🟢	🟢
Rotkohl Konserve netto	150	29	0,3	🟢	🟢	🟢
Rotwein Mousse Premium-Mousse	100	185	1,8	🟡	🔴	
Rotwein schwer	130	101	0,3	🟢	🔴	🟡
Rotweinsoße	60	34	0,3	🔴	🟡	🟢
Rotwurst	30	52		🔴	🔴	
Royal Advokaat, Langnese	70	140	1,4	🟡	🔴	
Royal Jamaika, Langnese	70	155	1,7	🟡	🔴	
Royal Schwarzwald, Langnese	70	127	1,5	🟡	🔴	
Rüblitorte	120	323	3,9	🟡	🟡	
Rückenspeck Schwein	30	209		🔴	🔴	
Rührei	120	197		🔴	🔴	
Rührei mit Käse und Schinken	170	325		🔴	🔴	
Rührei mit Pfifferlingen	120	149		🔴	🟡	
Rum	20	46		🟢	🔴	
Rumkugeln	20	81	1,1	🟡	🔴	🟡
Rumpsteak mit Zwiebeln	300	429	0,2	🟡	🔴	
Rumtopf	250	408	4,4	🟢	🔴	🔴
Russisch Brot	5	19	0,3	🟢	🔴	🔴
Russische Creme mit Schlagsahne	150	323	2,7	🔴	🔴	🟡
Russischer Zupfkuchen TK	105	284	2,9	🟡	🔴	
S						
Saccharin Cyclamat Tabletten	1	1		🟢	🔴	🟢
Saccharin Tabletten	1	1		🟢	🔴	🟢
Sachertorte	120	404	4,6	🔴	🔴	🟡
Safran	1	3		🟢	🟡	

Produktbezeichnung	Portion in g	kcal pro Portion	BE pro Portion	Fett-faktor	Satt-faktor	GLYX-faktor
Sago	10	34	0,7	○○● (grün)	●○○ (rot)	●○○ (rot)
Sahne Sprühsahne 30 % Fett	15	47	0,1	●○○ (rot)	●○○ (rot)	–
Sahnekaramellen	5	18	0,3	○○● (grün)	●○○ (rot)	●○○ (rot)
Sahneschokoladeneis	100	258	1,8	●○○ (rot)	●○○ (rot)	○○● (grün)
Sahnesoße hell	60	52	0,2	●○○ (rot)	●○○ (rot)	–
Salami	30	108	–	●○○ (rot)	●○○ (rot)	–
Salami italienisch	30	99	–	●○○ (rot)	●○○ (rot)	–
Salami ungarisch	30	110	–	●○○ (rot)	●○○ (rot)	–
Salami, Du darfst	30	93	–	●○○ (rot)	●○○ (rot)	–
Salatmayonnaise 50 % Fett	15	72	–	●○○ (rot)	●○○ (rot)	–
Salbei frisch	5	3	–	●○○ (rot)	○○● (grün)	–
Salbei getrocknet	1	3	–	●○○ (rot)	○○● (grün)	–
Salmiakpastillen	10	30	0,6	○○● (grün)	●○○ (rot)	–
Salzburger Nockerln	200	422	2,9	●○○ (rot)	●○○ (rot)	○●○ (gelb)
Salzgebäck	25	87	1,6	○○● (grün)	●○○ (rot)	●○○ (rot)
Salzkartoffeln	250	170	3,0	○○● (grün)	○○● (grün)	●○○ (rot)
Salzstangen	30	104	1,9	○○● (grün)	●○○ (rot)	●○○ (rot)
Sambal Oelek	20	28	0,4	○○● (grün)	○○● (grün)	○●○ (gelb)
Sanddornbeere	125	118	0,5	○●○ (gelb)	○○● (grün)	○○● (grün)
Sanddornbeere gegart	125	123	0,6	○●○ (gelb)	○○● (grün)	○○● (grün)
Sanddornsaft	200	174	1,0	○●○ (gelb)	●○○ (rot)	○●○ (gelb)
Sandkuchen	70	308	2,6	●○○ (rot)	●○○ (rot)	○●○ (gelb)
Sandwich mit Geflügel u. Tomate	70	165	0,7	●○○ (rot)	●○○ (rot)	○●○ (gelb)
Sandwich mit Thunfisch u. Salat	70	186	1,2	●○○ (rot)	●○○ (rot)	○●○ (gelb)
Sandwich mit Tomate u. Mozzarella	70	127	0,8	●○○ (rot)	●○○ (rot)	○●○ (gelb)
Sanella	10	72	0,0	●○○ (rot)	●○○ (rot)	–
Sardelle Konserve netto	65	66	–	○●○ (gelb)	●○○ (rot)	–
Sardellenpaste	15	29	–	○●○ (gelb)	●○○ (rot)	–
Sardine gegart	180	139	–	○●○ (gelb)	●○○ (rot)	–
Sardine geräuchert	75	95	–	○●○ (gelb)	●○○ (rot)	–
Sardine Konserve in Öl netto	60	100	–	○●○ (gelb)	●○○ (rot)	–
Sauce Béarnaise	60	251	–	●○○ (rot)	●○○ (rot)	–

Produktbezeichnung	Portion in g	kcal pro Portion	BE pro Portion	Fett-faktor	Satt-faktor	GLYX-faktor
Sauce Hollandaise Konserve	50	56	0,2	rot	rot	
Sauerampfer	150	33	0,3	grün	grün	grün
Sauerbraten mit Soße u. Gemüse	350	399	1,0	rot	rot	gelb
Sauerkirschkompott	250	203	3,6	grün	gelb	gelb
Sauerkraut frisch	150	26		grün	grün	grün
Sauerkraut frisch gegart	150	26		grün	grün	grün
Sauerkraut Konserve netto	150	24		grün	grün	grün
Sauerkrautsaft	200	12		grün	grün	grün
Sauermilchkäse Magerstufe	30	39		grün	rot	
Saure Pommes	50	170	3,3	grün	rot	
Saure Sahne 10 % Fett	25	29		rot	rot	
Scampi	100	85	0,1	grün	rot	
Scampi in Tomatensoße	200	182	0,4	gelb	rot	gelb
Schaffleisch ma. gegart	150	270		rot	rot	
Schaffleisch mf. gegart	150	405		rot	rot	
Schafsherz gegart	125	203		rot	rot	
Schafsleber gegart	125	169	0,3	gelb	rot	gelb
Schafsmilch	150	144	0,6	rot	rot	gelb
Schalotte	30	7		grün	grün	grün
Schaschlik Grillsoße	20	15	0,2	gelb	grün	
Schaschlik m. Pommes fr. Ketchup	270	362	2,2	gelb	rot	gelb
Schaschlik mit Soße	250	508	0,5	rot	rot	
Schaumdessert Pulver Schokolade	3	11	0,2	grün	rot	
Schaumdessert Pulver Vanille	3	11	0,2	grün	rot	
Scheiblette	30	81		rot	rot	
Schellfisch gegart	180	88		grün	rot	
Schellfisch gekocht	200	180		grün	rot	
Schellfischfilet gegart	150	137		grün	rot	
Schichtkäse 10 % F. i. Tr.	30	26		rot	rot	
Schillerlocke geräuchert	75	122		grün	rot	
Schinken gekocht	30	34		gelb	rot	
Schinken gekocht geräuchert	30	36		gelb	rot	

Produktbezeichnung	Portion in g	kcal pro Portion	BE pro Portion	Fett-faktor	Satt-faktor	GLYX-faktor
Schinken roh geräuchert	30	35		○●○	●○○	
Schinkenspeck	30	46		●○○	●○○	
Schinkenspeck roh ungeräuchert	30	46		●○○	●○○	
Schinkenwurst roh	150	440		●○○	●○○	
Schlagsahne 30 % Fett	25	72		●○○	●○○	
Schlehe	125	86	1,2	○○●	○○●	○●○
Schlehensaft	200	150	2,2	○○●	●○○	●○○
Schleie gegart	180	61		○○●	●○○	
Schleie gekocht	200	162		○○●	●○○	
Schleie paniert	200	332	1,6	●○○	●○○	○●○
Schleienfilet gebraten	150	134		○○●	●○○	
Schlemmer Joghurt mit Frucht	175	186	2,0	○●○	●○○	
Schlemmerbombe Fürst Pückler Art	100	198	1,9	●○○	●○○	
Schlemmer-Filet, Iglo						
– Blattspinat	200	288	0,8	●○○	●○○	
– Bordelaise	200	332	1,0	●○○	●○○	
– Broccoli	200	218	0,7	○●○	●○○	
– Champignon	200	440	1,5	●○○	●○○	
– Dreierlei Käse	200	174	0,5	○●○	●○○	
– Italiano	200	230	0,3	●○○	●○○	
Schlemmer-Pfanne Helgoland TK	200	224	0,5	●○○	●○○	
Schmand 20 % Fett	25	51		●○○	●○○	
Schmelzflocken	10	35	0,5	○●○	○○●	
Schmelzkäse 20 % F. i. Tr.	30	57	0,2	●○○	●○○	
Schmelzkäse 45 % F. i. Tr.	30	86		●○○	●○○	
Schmierwurst fette Mettwurst	30	115		●○○	●○○	
Schmorgurkengemüse	250	68	0,5	●○○	○○●	○○●
Schnecken Burgunder Art	180	412	0,3	●○○	●○○	○●○
Schnecken gegart	50	32		○○●	●○○	
Schnittkäse 45 % F. i. Tr.	30	103		●○○	●○○	
Schnittlauch frisch	5	1		○○●	○○●	○○●
Schnittlauch getrocknet	1	2		○○●	○○●	○○●

Produktbezeichnung	Portion in g	kcal pro Portion	BE pro Portion	Fett-faktor	Satt-faktor	GLYX-faktor
Schnittlauchquark	90	103	0,2	●○○	●○○	
Schnittlauchquark mager	90	61	0,3	○●○	●○○	○●○
Schokokeks	5	24	0,3	○●○	●○○	
Schokokuss	20	87	1,2	○●○	●○○	
Schokolade	20	107	0,9	●○○	●○○	○○●
Schokolade Erdnuss	20	104	0,8	●○○	○●○	○○●
Schokolade Joghurt	20	70	1,2	○●○	●○○	●○○
Schokolade Mandel	20	104	0,8	●○○	○●○	○○●
Schokolade Marzipan	20	100	0,7	○●○	○●○	○○●
Schokolade mit Alkohol	20	69	1,1	○●○	●○○	●○○
Schokolade Mokka	20	104	0,9	●○○	●○○	○●○
Schokolade Nougat	20	103	0,9	●○○	●○○	○●○
Schokolade Nuss	20	87	1,3	○●○	●○○	○○●
Schokolade Traubennuss	20	87	1,3	○●○	●○○	○●○
Schokolade Vollmilch Nuss	20	104	0,8	●○○	○●○	○○●
Schokolade weiss	20	108	1,0	●○○	●○○	○●○
Schokoladencreme	200	352	2,9	●○○	●○○	○●○
Schokoladendragees	25	93	1,6	○●○	○●○	●○○
Schokoladeneis	100	191	1,8	●○○	●○○	○●○
Schokoladenkuchen	70	251	2,4	○●○	●○○	○●○
Schokoladenpudding	250	393	3,0	●○○	●○○	○●○
Schokoladensahnetorte	100	323	2,1	●○○	●○○	○●○
Schokoladensoße	60	47	0,6	○●○	●○○	○●○
Schokoladensoße Trockenpr.	10	16		●○○	●○○	
Scholle gefüllt	200	400	1,7	●○○	●○○	
Scholle gegart	180	99		○○●	●○○	
Scholle geräuchert	75	71		○○●	●○○	
Scholle paniert	200	352	0,8	○●○	●○○	○●○
Scholle Sylter Art TK	125	286	1,9	●○○	●○○	
Schollenfilet	150	135		○○●	●○○	
Schollenfilet gebraten	200	326	0,5	●○○	●○○	○●○
Schollenfilet gegart	150	158		○○●	●○○	

Produktbezeichnung	Portion in g	kcal pro Portion	BE pro Portion	Fett-faktor	Satt-faktor	GLYX-faktor
Schorle Weinschorle	200	74	0,2	⚪⚪🟢	🔴⚪⚪	
Schupfnudeln	200	254	3,6	⚪⚪🟢	⚪🟡⚪	⚪🟡⚪
Schupfnudeln Pfanni	163	564	9,0	⚪⚪🟢	⚪🟡⚪	
Schwarzwaldbecher mit Quark	350	462	4,8	⚪🟡⚪	🔴⚪⚪	⚪🟡⚪
Schwarzwälder Kirschtorte	120	296	2,1	🔴⚪⚪	🔴⚪⚪	⚪🟡⚪
Schwarzwurzel	150	26	0,2	⚪⚪🟢	⚪⚪🟢	⚪⚪🟢
Schwarzwurzel gegart	150	23		⚪⚪🟢	⚪⚪🟢	⚪⚪🟢
Schwarzwurzel Konserve netto	150	23		⚪⚪🟢	⚪⚪🟢	⚪⚪🟢
Schweinebacke gegart	150	479		🔴⚪⚪	🔴⚪⚪	
Schweinebauch fe. gegart	150	608		🔴⚪⚪	🔴⚪⚪	
Schweinebr. gepökelt geräuchert	125	174		🔴⚪⚪	🔴⚪⚪	
Schweinebraten gepökelt	125	171		🔴⚪⚪	🔴⚪⚪	
Schweinebraten Konserve	150	206	0,2	🔴⚪⚪	🔴⚪⚪	
Schweinebraten mf. gegart	125	271		🔴⚪⚪	🔴⚪⚪	
Schweinefilet gegart	125	183		⚪⚪🟢	🔴⚪⚪	
Schweinefleisch ma. gegart	150	263		⚪🟡⚪	🔴⚪⚪	
Schweinefleisch mf. gegart	150	326		🔴⚪⚪	🔴⚪⚪	
Schweinefleisch mf. gepökelt	150	225		🔴⚪⚪	🔴⚪⚪	
Schweinefl. mf. gepökelt geräuchert	150	230		🔴⚪⚪	🔴⚪⚪	
Schweinegulasch mf. gegart	150	326		🔴⚪⚪	🔴⚪⚪	
Schweinekotelett natur	200	434	0,8	⚪🟡⚪	🔴⚪⚪	⚪🟡⚪
Schweinekotelett paniert	200	524	2,3	🔴⚪⚪	🔴⚪⚪	⚪🟡⚪
Schweineleber gegart	125	154	0,3	⚪🟡⚪	🔴⚪⚪	⚪🟡⚪
Schweinelende ma. gegart	150	219		⚪⚪🟢	🔴⚪⚪	
Schweinelende mf. gegart	150	314		🔴⚪⚪	🔴⚪⚪	
Schweinenacken Kamm mf. gegart	150	360		🔴⚪⚪	🔴⚪⚪	
Schweineragout mit Kräutern	350	312	1,2	⚪🟡⚪	⚪🟡⚪	⚪⚪🟢
Schweineroulade gegart	150	263		⚪🟡⚪	🔴⚪⚪	
Schweinerücken mf. gegart	150	315		🔴⚪⚪	🔴⚪⚪	
Schweineschmalz	15	132		🔴⚪⚪	🔴⚪⚪	
Schweineschnitzel natur	160	278		⚪🟡⚪	🔴⚪⚪	
Schweineschnitzel paniert	180	428	2,1	⚪🟡⚪	🔴⚪⚪	⚪🟡⚪

Produktbezeichnung	Portion in g	kcal pro Portion	BE pro Portion	Fett-faktor	Satt-faktor	GLYX-faktor
Schweinesteak	150	218		grün	rot	
Schweinesteak mf. gegart	150	315		rot	rot	
Schwertfisch	150	174		gelb	rot	
Schwertfisch geräuchert	75	92		gelb	rot	
Seehecht gegart	180	106		grün	rot	
Seehechtfilet	150	138		grün	rot	
Seehechtfilet gegart	150	162		grün	rot	
Seelachs gegart	180	108		grün	rot	
Seelachs Konserve in Öl netto	60	88		gelb	rot	
Seelachsfilet	150	123		grün	rot	
Seelachsfilet gegart	150	144		grün	rot	
Seeteufel	150	111		grün	rot	
Seezunge gebraten	200	294	0,2	rot	rot	
Seezunge gegart	180	121		grün	rot	
Seezunge gegrillt	200	224		grün	rot	
Seezunge geräuchert	75	66		grün	rot	
Seezungenfilet	150	125		grün	rot	
Seezungenfilet gegart	150	146		grün	rot	
Seezungenfilet mit Soße	200	226		rot	rot	
Sekt	100	79	0,3	grün	rot	gelb
Sellerieblätter frisch	5	1		grün	grün	grün
Sellerieblätter getrocknet	1	3		grün	grün	grün
Selleriecremesuppe	350	67	0,3	rot	grün	grün
Sellerieknolle	150	29	0,3	grün	grün	grün
Sellerieknolle gegart	150	23	0,2	grün	grün	grün
Sellerieknolle Konserve netto	150	24	0,2	grün	grün	grün
Sellerieknollensaft	200	32	0,3	grün	grün	grün
Selleriesuppe	350	126	0,8	rot	grün	grün
Semmelauflauf	300	726	6,9	rot	rot	gelb
Semmelbrösel	15	54	0,9	grün	gelb	rot
Semmelknödel	200	338	3,5	gelb	rot	gelb
Senf mild	5	4		grün	gelb	grün

Produktbezeichnung	Portion in g	kcal pro Portion	BE pro Portion	Fett-faktor	Satt-faktor	GLYX-faktor
Senf scharf	5	4		gelb	gelb	grün
Senf süß	5	4		grün	gelb	grün
Senfgurke sauer	50	7		grün	grün	grün
Senfkorn gelb	1	5		gelb	gelb	
Senfpulver	1	3		grün	grün	
Senfsoße	60	45	0,3	rot	rot	gelb
Serbische Bohnensuppe	400	260	2,3	gelb	grün	gelb
Serbische Bohnensuppe Konserve	250	153	1,2	gelb	grün	grün
Serbisches Reisfleisch	350	301	2,8	gelb	rot	gelb
Sesam	10	56		gelb	gelb	
Sesam geröstet	10	59		gelb	gelb	
Sesamöl	12	106		gelb	rot	
Shake Cappuccino klein, Burger King	200	237	2,6	grün	rot	
Shake Erdbeer klein, Burger King	200	236	2,6	grün	rot	
Shake Schokolade klein, Burger King	200	250	2,8	grün	rot	
Shake Vanille klein, Burger King	200	187	1,6	gelb	rot	
Sherry trocken	50	59		grün	rot	
Sherry sweet	50	70	0,3	grün	rot	rot
Shrimps	100	91		grün	rot	
Shrimps gegart	100	93		grün	rot	
Shrimps Konserve netto	65	59		grün	rot	
Sirup	25	81	1,6	grün	rot	rot
Smacks	40	150	2,8	grün	rot	
Smarties	5	5	0,1	grün	rot	
Snickers	60	298	2,7	rot	rot	
Snickers Miniatures	7	35	0,3	rot	rot	
Softeis	75	97	1,6	gelb	rot	rot
Soja Bolognese Konserve	100	87	0,2	gelb	grün	grün
Sojabohne geröstet	25	90		gelb	grün	grün
Sojabohne getrocknet	50	208	1,2	grün	gelb	grün
Sojabohne Konserve netto	150	197	1,1	grün	grün	grün
Sojabohnen Pulver	1	4		grün	gelb	grün

Produktbezeichnung	Portion in g	kcal pro Portion	BE pro Portion	Fett-faktor	Satt-faktor	GLYX-faktor
Sojabrot	45	162		○🟡○	○○🟢	○○🟢
Sojaeiweiß	10	29		○○🟢	○○🟢	○○🟢
Sojafleisch Trockenprodukt roh	30	92	0,7	○○🟢	○○🟢	○○🟢
Sojalecithin	10	88		🔴○○	🔴○○	○○🟢
Sojamehl entfettet	10	20		○○🟢	○○🟢	○○🟢
Sojamehl halbfett	10	27		○○🟢	○○🟢	○○🟢
Sojamilch flüssig	150	228		○🟡○	○○🟢	○○🟢
Sojamilch milchsauer	150	228		○🟡○	○○🟢	○○🟢
Sojanudeln roh	60	195	2,6	○○🟢	○○🟢	○○🟢
Sojaöl	12	105		○○🟢	🔴○○	
Sojasoße	20	14		○○🟢	🔴○○	○○🟢
Sojasprossen	100	52	0,4	○○🟢	○○🟢	○○🟢
Sojasprossen gegart	150	69	0,4	○○🟢	○○🟢	○○🟢
Sojasprossen Konserve netto	150	62	0,4	○○🟢	○○🟢	○○🟢
Sojawurst Konserve	100	292	0,4	🔴○○	🔴○○	○○🟢
Solero Exotic	75	112	1,6	○🟡○	🔴○○	
Solero Shots	85	22	0,4	○○🟢	🔴○○	
Solero Shots Tropical	80	21	0,4	○○🟢	🔴○○	
Sonnenblumenkern	20	115	0,2	○🟡○	○🟡○	
Sonnenblumenkern geröstet	20	120	0,2	○🟡○	🔴○○	
Sonnenblumenöl	12	106		○○🟢	🔴○○	
Soße dunkel	60	70	0,3	🔴○○	🔴○○	○🟡○
Soße hell	60	44	0,3	🔴○○	🔴○○	○🟡○
Soßenbinder hell Trockenprodukt	10	35	0,7	○○🟢	🔴○○	
Spaghetti alla carbonara	250	515	3,8	🔴○○	🔴○○	○🟡○
Spaghetti Bolognese	250	338	2,8	🔴○○	🔴○○	○🟡○
Spaghetti mit Gorgonzola	250	400	4,0	🔴○○	🔴○○	○🟡○
Spaghetti Napoli	250	310	3,5	○🟡○	○🟡○	○🟡○
Spaghettifertiggericht m. Tomatenso.	250	325	4,4	○🟡○	🔴○○	
Spargel gegart	150	24	0,2	○○🟢	○○🟢	○○🟢
Spargel Konserve netto	150	23	0,2	○○🟢	○○🟢	○○🟢
Spargel mit Sauce Hollandaise	250	343	0,3	🔴○○	🔴○○	○🟡○

Produktbezeichnung	Portion in g	kcal pro Portion	BE pro Portion	Fett-faktor	Satt-faktor	GLYX-faktor
Spargelcremesuppe	300	252	1,3	rot	rot	gelb
Spätzle	50	176	2,8	grün	gelb	rot
Speck durchwachsen	30	44		rot	rot	
Speck durchwachsen roh geräuchert	30	96		rot	rot	
Speckkartoffeln	250	218	2,8	gelb	grün	gelb
Speiseeis	75	64	0,8	rot	rot	gelb
Speisesalz	1	0		grün	rot	
Spekulatius	50	245	2,4	rot	rot	gelb
Spinat	150	26		grün	grün	grün
Spinat gegart	150	29		grün	grün	grün
Spinat Konserve netto	150	24		grün	grün	grün
Spinat mit Sahne	100	38		rot	grün	grün
Spinatpüreesuppe	350	182	1,3	rot	gelb	grün
Sprite	200	83	1,7	grün	rot	
Sprite light	200	2	0,0	grün	rot	
Spritzgebäck	50	266	2,2	rot	rot	gelb
Sprotte geräuchert	75	169		grün	rot	
Sprotte Konserve netto	65	138		grün	rot	
Sprühsahne 30 % Fett	15	47	0,1	rot	rot	
Stachelbeere	125	55	0,9	grün	grün	gelb
Stachelbeere gegart	125	58	0,9	grün	grün	gelb
Stachelbeere Konserve netto	125	99	1,8	grün	grün	gelb
Stachelbeerkonfitüre	25	68	1,4	grün	rot	rot
Starkbier	330	198	1,3	grün	rot	rot
Stärke	10	35	0,7	grün	rot	rot
Steinbutt gebraten	200	240	0,2	gelb	rot	
Steinbutt gegart brutto	180	74		grün	rot	
Steinbutt paniert	200	340	1,5	rot	rot	gelb
Steinbuttfilet gebraten	150	146		grün	rot	
Steinofenbrot	45	95	1,7	grün	gelb	rot
Steinpilz	100	20		grün	grün	grün
Steinpilz gedünstet	200	142	0,4	rot	grün	grün

Produktbezeichnung	Portion in g	kcal pro Portion	BE pro Portion	Fett-faktor	Satt-faktor	GLYX-faktor
Steinpilz getrocknet	25	37		grün	grün	grün
Steinpilzsuppe Trockenprodukt	25	94	1,1	gelb	rot	gelb
Steppenkäse 45 % F. i. Tr.	30	98		rot	rot	
Stickletti	25	89	1,4	grün	rot	
Stilton 60 % F. i. Tr.	30	138		rot	rot	
Stockfisch TK	150	500		grün	rot	
Storck Riesen	9	41	0,5	gelb	rot	
Storck Riesen Erdnuss	9	39	0,4	gelb	rot	
Streichmettwurst	30	111		rot	rot	
Streuselkuchen Hefeteig	100	376	4,5	rot	rot	gelb
Streuselteig Fertigmischung	60	311	2,5	gelb	rot	gelb
Studentenfutter	25	121	0,6	grün	gelb	grün
Stutenmilch	200	96	1,0	rot	rot	gelb
Sultaninen	25	75	1,4	grün	gelb	gelb
Sundae Eis, McDonalds						
– Erdbeer	150	225	3,5	grün	rot	
– Karamel	153	282	4,3	gelb	rot	
– Schoko	150	279	3,7	gelb	rot	
– Waffeltüte	96	153	2,1	gelb	rot	
Suppe hell gebunden	350	179	2,0	gelb	rot	gelb
Suppen Drink Broccolicreme	150	90	0,5	rot	gelb	
Suppen Drink mit Nudeln	150	20	0,3	rot	gelb	
Suppen Drink Tomatencreme	150	75	0,8	gelb	gelb	
Suppenfond Konserve	250	60	0,2	rot	gelb	
Suppengrün	100	24	0,3	grün	grün	grün
Suppengrün gegart	50	11		grün	grün	grün
Suppengrün getrocknet	5	11		grün	grün	grün
Suppengrün getrocknet gegart	50	33	0,4	grün	grün	grün
Suppenhuhn gegart	150	335		rot	rot	
Suppenwürze	1	2		gelb	rot	
Süßkirschkompott	250	215	4,0	grün	gelb	gelb
Szegediner Gulasch	350	284	0,7	rot	gelb	grün

Produktbezeichnung	Portion in g	kcal pro Portion	BE pro Portion	Fett-faktor	Satt-faktor	GLYX-faktor
T						
Tabasco	0	0		gelb	grün	
Tafelspitz mit Meerrettichsoße	400	628	1,3	rot	rot	gelb
Tafelwasser mit Kohlensäure	200	0		grün	rot	
Tagliatelle grün mit Muscheln	250	283	3,1	grün	rot	gelb
Tapioka	50	175	3,5	grün	rot	rot
Tartex						
– Delikatess Pastete	25	55	0,2	rot	rot	
– Exquisit Pastete	25	70	0,2	rot	rot	
– Primabella	25	70	0,3	rot	rot	
– Tomabella	25	60	0,3	rot	rot	
Tatar	100	113		gelb	rot	
Tatar gegart	100	145		gelb	rot	
Taube gegart brutto	150	330		rot	rot	
Tee grün	125	0		grün	rot	
Tee schwarz	125	0		grün	rot	
Tee schwarz mit Milch u. Zucker	125	13	0,2	gelb	rot	
Tee schwarz mit Sahne u. Zucker	125	21	0,2	rot	rot	
Tee schwarz mit Alkohol	125	19		grün	rot	
Tee schwarz mit Milch	125	3		rot	rot	
Tee schwarz mit Sahne	125	13		rot	rot	
Tee schwarz mit Zucker	125	10	0,2	grün	rot	
Teewurst	30	110		rot	rot	
Teewurst, Du darfst	25	77	0,0	rot	rot	
Teltower Rübchen	150	63	1,0	grün	grün	grün
Thomy Rot Weiss	5	21	0,1	rot	rot	
Thüringer Rotwurst fettarm	30	52		rot	rot	
Thüringer Rotwurst Konserve	30	72		rot	rot	
Thymian frisch	5	2		gelb	grün	grün
Thymian getrocknet	1	3		gelb	grün	grün
tic tac	0	2	0,0	grün	rot	
Tilsiter 45 % F. i. Tr	30	106		rot	rot	

Produktbezeichnung	Portion in g	kcal pro Portion	BE pro Portion	Fett-faktor	Satt-faktor	GLYX-faktor
Tintenfisch ganz fritiert	180	130	0,3	○○●	●○○	○●○
Tintenfisch gegart	150	143	0,3	○○●	●○○	○●○
Tintenfisch in Öl netto	60	88		○●○	●○○	
Tiramisu Eis	70	82	1,0	○●○	●○○	
Toast Hawaii	110	283	1,8	●○○	●○○	○●○
Toast m. Spargel, Schinken u. Käse	130	207	1,0	●○○	●○○	○●○
Toastbrot Vollkorn	30	72	1,1	○○●	○○●	○●○
Toastbrot weiß	30	76	1,2	○○●	○●○	●○○
Toffees	5	22	0,3	●○○	●○○	○●○
Toffifee	8	43	0,4	●○○	●○○	
Tofu fest	100	144		○●○	●○○	
Tokayer	50	76	0,9	○○●	●○○	○●○
Tomaten-Gurkensal. m. Joghurtsoße	120	44	0,3	○●○	○●○	○○●
Tomate	60	10		○○●	○○●	○○●
Tomate gegart	150	30	0,4	○○●	○○●	○○●
Tomate Konserve netto	150	23	0,3	○○●	○○●	○○●
Tomatencremesuppe	300	198	0,7	●○○	○●○	○○●
Tomatenketchup	20	22	0,4	○○●	●○○	●○○
Tomatenmark	15	11		○○●	○○●	○○●
Tomatensaft	200	30	0,4	○○●	●○○	○○●
Tomatensalat mit Salatöl	130	73	0,4	○●○	○●○	○○●
Tomatensuppe gebunden	350	196	1,9	●○○	●○○	○●○
Topfenpalatschinken	250	488	4,6	●○○	●○○	○●○
Topfenstrudel	250	540	6,2	○●○	●○○	○●○
Topinambur	200	62	0,7	○○●	○○●	○●○
Torteletts	25	53	0,7	○●○	●○○	
Tortenboden Mürbeteig	120	611	5,8	○●○	●○○	○●○
Tortencremepulver Schokolade	2	8		○○●	●○○	
Traubenkernöl	12	105		○○●	●○○	
Traubensaft weiß	200	150	3,0	○○●	●○○	●○○
Traubenzucker	5	20	0,4	○○●	●○○	●○○
Trinkjoghurt 1,5 % Fett	150	107	1,4	○●○	●○○	

Produktbezeichnung	Portion in g	kcal pro Portion	BE pro Portion	Fett-faktor	Satt-faktor	GLYX-faktor
Trinkjoghurt 3,5 % Fett	150	132	1,4	○🟡○	🔴○○	
Trockenhefe	1	3		○○🟢	○○🟢	
Trüffel frisch	100	48	0,6	○○🟢	○○🟢	○○🟢
Trüffel getrocknet	5	7		○○🟢	○○🟢	○○🟢
Trüffel Konserve netto	100	46	0,6	○○🟢	○○🟢	○○🟢
Trüffelleberwurst	30	96		🔴○○	🔴○○	
Tunfisch	150	333		○○🟢	🔴○○	
Tunfisch gegart	150	380		○○🟢	🔴○○	
Tunfisch geräuchert	75	175		○○🟢	🔴○○	
Tunfisch Konserve in Öl netto	60	133		○○🟢	🔴○○	
Tunfischsalat mit Mayonnaise	100	144	0,2	○○🟢	🔴○○	
Twix	27	133	1,4	🔴○○	🔴○○	
Twix Miniatures	8	39	0,4	🔴○○	🔴○○	
Tzatziki	150	72	0,4	🔴○○	🔴○○	○○🟢
V						
Vanillecreme	200	274	3,5	🔴○○	🔴○○	○🟡○
Vanilleeis	100	178	1,7	🔴○○	🔴○○	○🟡○
Vanillekipferl	50	246	1,9	🔴○○	🔴○○	○🟡○
Vanillepudding	250	315	4,4	○🟡○	🔴○○	○🟡○
Vanilleschote	1	3		○○🟢	○○🟢	
Vanillesoße	60	58	0,6	🔴○○	🔴○○	○🟡○
Vanillezucker	5	20	0,4	○○🟢	🔴○○	🔴○○
Vegetar. Bratlinge Trockenprod.	30	89	1,3	○○🟢	○○🟢	○🟡○
Vegetarische Pastete	20	42	0,3	🔴○○	○🟡○	○○🟢
Venusmuschel	100	77	0,5	○○🟢	🔴○○	○🟡○
Venusmuschel Konserve netto	65	49	0,3	○○🟢	🔴○○	○🟡○
Vienetta, Langnese						
– Erdbeer-Joghurt	70	178	1,4	🔴○○	🔴○○	
– Schokolade	70	174	1,4	🔴○○	🔴○○	
– Vanille	70	181	1,3	🔴○○	🔴○○	
– Waldbeere	70	177	1,4	🔴○○	🔴○○	

Produktbezeichnung	Portion in g	kcal pro Portion	BE pro Portion	Fett-faktor	Satt-faktor	GLYX-faktor
Vitalis, Dr. Oetker						
– Früchte Müsli	40	127	2,0	🟢	🟢	
– Knusper Banane-Schokolade	40	179	2,3	🟡	🟡	
– Knusper Flakes	40	162	2,3	🟡	🟡	
– Knusper Honeys	40	164	2,2	🟡	🟡	
– Knusper Müsli	40	163	2,0	🟡	🟡	
– Knusper Schoko	40	167	2,1	🟡	🟡	
– Knusperkissen Erdbeer-Joghurt	40	178	2,4	🟡	🟡	
– Knusperkissen Nuss-Nougat	40	177	2,2	🟡	🟡	
– Knusperkissen Schoko	40	177	2,3	🟡	🟡	
– Knusperkissen Vanille	40	178	2,4	🟡	🟡	
– Müsli Plus	40	125	1,8	🟡	🟢	
– Schoko Müsli	40	164	2,1	🟡	🟡	
Vivana Erdbeer Joghurt, Schöller	89	125	1,4	🟡	🔴	
Vivana Stieleis Joghurt Himbeere	58	67	0,5	🔴	🔴	
Vollk.-pizza Tomaten Zwiebeln Oliven	250	393	2,9	🟡	🟡	🟢
Vollkornbrot	50	94	1,6	🟢	🟢	🟡
Vollkornbrot mit Leinsamen	50	98	1,5	🟢	🟢	🟡
Vollkornbrötchen	60	133	2,2	🟢	🟢	🟡
Vollkornkeks	50	236	2,2	🟡	🟡	🟡
Vollkornkeks mit Schokolade	10	47	0,5	🟡	🟡	
Vollkornnudeln roh	60	194	3,0	🟢	🟢	🟡
W						
Wacholder frisch	5	2		🟢	🟢	
Wacholderschnaps	20	42		🟢	🔴	
Wachsbohne	150	48	0,7	🟢	🟢	🟢
Wachsbohne gegart	150	48	0,7	🟢	🟢	🟢
Wachtel	150	263		🟡	🔴	
Waffeln gebacken	150	632	4,0	🔴	🔴	🟡
Waldorfsalat mit Mayonnaise	100	101	0,6	🔴	🟢	🟢
Waldpilz	100	15		🟡	🟢	🟢

Produktbezeichnung	Portion in g	kcal pro Portion	BE pro Portion	Fett-faktor	Satt-faktor	GLYX-faktor
Walnuss	20	131	0,2	🟢	🔴	🟢
Walnussöl	12	105		🟢	🔴	
Wassermelone	125	48	0,9	🟢	🔴	🟡
Weichkäse 45 % F. i. Tr.	30	83		🔴	🔴	
Weihnachtsgewürzmischung	1	3		🟡	🟢	
Weinbrand	20	47		🟢	🔴	
Weinbrandbohne	12	46	0,7	🟡	🔴	🔴
Weinkäse 45 % F. i. Tr.	30	87		🔴	🔴	
Weinschaumsoße	60	77	0,6	🟡	🔴	🟡
Weinsuppe	300	99	1,9	🟢	🟡	🔴
Weintraube	125	89	1,6	🟢	🟡	🟡
Weißbrot	30	71	1,2	🟢	🟡	🔴
Weiße Bohnen in Tomatensoße	250	145	1,6	🟢	🟢	🟢
Weiße Rübe	150	39	0,6	🟢	🟢	🟢
Weiße Rübe gegart	150	32	0,4	🟢	🟢	🟢
Weißherbst	130	114	0,3	🟢	🔴	🟡
Weißkohl	150	38	0,5	🟢	🟢	🟢
Weißkohl gegart	150	30	0,4	🟢	🟢	🟢
Weißwein halbtrocken	130	96	0,3	🟢	🔴	🟡
Weißwein lieblich	130	127	0,6	🟢	🔴	🟡
Weißwein Mousse Premium-Mousse	100	185	1,8	🟡	🔴	
Weißwein trocken	130	94		🟢	🔴	
Weißwurst Münchner Art	125	338		🔴	🔴	
Weizenbier	330	142	0,8	🟢	🔴	🟡
Weizenbier hell	330	125	0,8	🟢	🔴	🟡
Weizenflocken	40	125	2,0	🟢	🟢	🟡
Weizenflocken Vollkorn	40	125	2,0	🟢	🟢	🟡
Weizengrieß	40	130	2,3	🟢	🟡	🔴
Weizenkeim	10	31	0,3	🟢	🟢	🟢
Weizenkeimöl	12	105		🟢	🔴	
Weizenkleie	5	9		🟢	🟢	
Weizenmehl Typ 1050	10	33	0,6	🟢	🟡	🔴

Produktbezeichnung	Portion in g	kcal pro Portion	BE pro Portion	Fett-faktor	Satt-faktor	GLYX-faktor
Weizenmehl Typ 405	10	34	0,6	🟢	🟡	🔴
Weizenmischbrot	45	99	1,7	🟢	🟡	🔴
Weizenvollkornbrot	50	106	1,7	🟢	🟢	🟡
Welsfilet	150	243		🟡	🔴	
Welsfilet gegart	150	242		🟡	🔴	
Wermutwein lieblich	50	78	0,6	🟢	🔴	🟡
Wermutwein trocken	50	63	0,4	🟢	🔴	🟡
Werthers Original	5	21	0,4	🟡	🔴	
Whisky	20	50		🟢	🔴	
Whopper, Burger King						
– doppelt	358	856	3,8	🔴	🔴	
– doppelt mit Käse	371	899	3,9	🔴	🔴	
– mit Käse	289	672	3,9	🔴	🔴	
Wiener Apfelstrudel	150	260	3,1	🔴	🟡	🟡
Wiener Schnitzel	150	317	2,2	🔴	🔴	🟡
Wiener Würstchen	70	213		🔴	🔴	
Wildente gegart	150	219		🔴	🔴	
Wildgulasch Hirsch Konserve	150	144	0,2	🟡	🔴	
Wildpilzmischung Konserve	100	59	0,6	🟡	🔴	🟢
Wildragout mit Soße	250	233	0,7	🟡	🔴	🟡
Wildschwein gebraten	125	181		🟡	🔴	
Wildschweinkeule	125	136		🟡	🔴	
Windbeutel	100	463	3,1	🟡	🔴	🔴
Wirsingeintopf mit Räucherspeck	450	275	2,2	🟡	🟢	🟢
Wirsingkohl	150	39	0,3	🟢	🟢	🟢
Wirsingkohl gegart	150	33	0,2	🟢	🟢	🟢
Wodka	20	46		🟢	🔴	
Worcestersoße	5	8		🟢	🟢	
Würstchen fettarm	70	176		🔴	🔴	
Würstchen im Schlafrock	125	436	1,5	🔴	🔴	
Würstchen Konserve	70	193		🔴	🔴	
Wurstsalat mit Öl	100	281		🔴	🔴	

Produktbezeichnung	Portion in g	kcal pro Portion	BE pro Portion	Fett-faktor	Satt-faktor	GLYX-faktor
Y						
Yakult	65	50	1,0	grün	rot	
Yakult Light	65	31	0,0	grün	rot	
Yes	38	175	1,7	rot	rot	
Yofresh Gurke Dill	30	45	0,3	rot	gelb	
Yogurette	13	69	0,6	rot	rot	
Z						
Zander gegart	180	83		grün	rot	
Zanderfilet gegart	150	144		grün	rot	
Zanderfilet paniert	200	340	1,6	rot	rot	gelb
Zartbitterschokolade	20	99	0,7	rot	grün	grün
Zichorienkaffee	125	4		grün	rot	
Zichorienkaffee trocken	3	10	0,2	grün	grün	
Ziegenmilch	150	104	0,6	rot	rot	gelb
Zigeuner Grillsoße	20	12		grün	grün	
Zimt	1	3		grün	grün	
Zimtsterne	15	68	0,5	gelb	gelb	gelb
Zitronat	5	15	0,3	grün	rot	rot
Zitrone	125	70	0,8	grün	grün	grün
Zitronencreme	200	440	5,9	gelb	rot	gelb
Zitroneneis	100	134	2,6	grün	rot	rot
Zitronenkuchen Fertigmischung	60	311	2,5	gelb	rot	gelb
Zitronenlimonade	200	58	1,2	grün	rot	rot
Zitronenmelisse frisch	5	2		grün	grün	grün
Zitronenmelisse getrocknet	1	3		grün	grün	grün
Zitronensaft	200	200	3,3	grün	rot	grün
Zitronenschale	5	4		grün	rot	
Zucchini	150	29	0,3	grün	grün	grün
Zucchini gegart	150	29	0,3	grün	grün	grün
Zucchinischeiben paniert gebraten	200	236	0,9	gelb	rot	grün
Zucker braun Rohzucker	5	20	0,4	grün	rot	rot

Produktbezeichnung	Portion in g	kcal pro Portion	BE pro Portion	Fett-faktor	Satt-faktor	GLYX-faktor
Zucker weiß	5	20	0,4	○○●	●○○	●○○
Zuckererbse	150	89	1,3	○○●	○○●	○○●
Zuckerguss	15	51	1,0	○○●	●○○	●○○
Zungenwurst hell	30	80		●○○	●○○	
Zwetschge	35	15	0,3	○○●	○○●	○●○
Zwetschge gegart	125	58	1,0	○○●	○○●	○●○
Zwetschge getrocknet	25	63	1,1	○○●	○○●	○●○
Zwetschge Konserve netto	125	99	1,8	○○●	○○●	○●○
Zwetschgenkuchen Hefeteig	150	252	3,5	○●○	○●○	○●○
Zwetschgennektar	200	108	2,1	○○●	●○○	●○○
Zwetschgenwasser	20	48		○○●	●○○	
Zwieback	10	37	0,6	○○●	○●○	●○○
Zwiebel	30	8		○○●	○○●	○○●
Zwiebel gegart	30	7		○○●	○○●	○○●
Zwiebel geröstet	50	48	0,4	○●○	○○●	○○●
Zwiebelbrot	30	68	1,2	○○●	○●○	●○○
Zwiebelgemüse mit Sahne	50	30	0,2	●○○	○○●	
Zwiebelkuchen	250	493	2,4	●○○	●○○	○●○
Zwiebelleberwurst einfach	30	99		●○○	●○○	
Zwiebelsoße	60	38	0,2	●○○	●○○	
Zwiebelsuppe klar	300	234	1,0	●○○	○●○	○○●
Zwiebelwurst	30	80		●○○	●○○	

Notizen

Notizen

Notizen

Notizen

3 — 232

Die Autoren

Claudia Praxmayer arbeitet als selbstständige PR-Beraterin und Autorin mit Schwerpunkt Gesundheit und gesunde Ernährung. Sie ist Mitglied im Verband der Diabetes-Beratungs- und Schulungsberufe in Deutschland e.V.

Dr. med. Josef Öller, Internist und Oberarzt Innere Medizin an den Kliniken Dr. M. Schreiber in München, widmet sich schwerpunktmäßig der Diabetologie.

Sven-David Müller ist Diätassistent und seit 1995 Diabetesberater der Deutschen Diabetes Gesellschaft (DDG). Er hat den Verband für Ernährung und Diätetik (VFED) e.V. gegründet. Müller hat die vorliegende Diabetes-Ampel entwickelt, die weit mehr Lebensmittel und Angaben enthält als andere Tabellen.

Wichtiger Hinweis

Die im Buch veröffentlichten Ratschläge wurden mit größter Sorgfalt von Verfassern und Verlag erarbeitet und geprüft. Eine Garantie kann jedoch nicht übernommen werden. Ebenso ist eine Haftung der Verfasser bzw. des Verlages und seiner Beauftragten für Personen-, Sach- oder Vermögensschäden ausgeschlossen.

Bildnachweis

Fotos: IFA-Bilderteam/Kihler G. u. M. S. 114, IDS S. 160; Jump/M.S. S. 144, wk S. 128; Mauritius Images/Phototake S. 128; Stockfood/Leigh Beisch S. 170; Zefa masterfile/Pierre Arsenault S. 198; alle weiteren Fotos: Photodisc

Die Einzelbände des vorliegenden Doppelbandes sind erstmals bei Knaur erschienen.

Genehmigte Lizenzausgabe für Verlagsgruppe Weltbild GmbH, Steinerne Furt, 86167 Augsburg

Projektleitung: Franz Leipold und Kathrin Gritschneder
Redaktion: Dr. Rainer Schöttle und Astrid Büscher
Bildredaktion: Sylvie Busche (Ltg.), Margit Schulzke
Umschlaggestaltung: Studio Höpfner-Thoma, München
Umschlagmotiv: StockFood/ M. Brauner
Gesamtherstellung: Firmengruppe APPL, aprinta druck, Wemding
Printed in the EU

ISBN 978-3-8289-5269-0

2009 2008
Die letzte Jahreszahl gibt die aktuelle Lizenzausgabe an.

Einkaufen im Internet:
www.weltbild.de